westermann

Uwe Hoffmann, Johannes Verhuven

Zahnmedizinische Fachangestellte Praxisorganisation und -verwaltung Lernsituationen – Arbeitsheft

7. Auflage

Bestellnummer 49783

Die in diesem Produkt gemachten Angaben zu Unternehmen (Namen, Internet- und E-Mail-Adressen, Handelsregistereintragungen, Bankverbindungen, Steuer-, Telefon- und Faxnummern und alle weiteren Angaben) sind i. d. R. fiktiv, d. h., sie stehen in keinem Zusammenhang mit einem real existierenden Unternehmen in der dargestellten oder einer ähnlichen Form. Dies gilt auch für alle Kunden, Lieferanten und sonstigen Geschäftspartner der Unternehmen wie z. B. Kreditinstitute, Versicherungsunternehmen und andere Dienstleistungsunternehmen. Ausschließlich zum Zwecke der Authentizität werden die Namen real existierender Unternehmen und z. B. im Fall von Kreditinstituten auch deren IBANs und BICs verwendet.

www.westermann.de

Die Seiten dieses Arbeitshefts bestehen zu 100 % aus Altpapier.

Damit tragen wir dazu bei, dass Wald geschützt wird, Ressourcen geschont werden und der Einsatz von Chemikalien reduziert wird. Die Produktion eines Klassensatzes unserer Arbeitshefte aus reinem Altpapier spart durchschnittlich 12 Kilogramm Holz und 178 Liter Wasser, sie vermeidet 7 Kilogramm Abfall und reduziert den Ausstoß von Kohlendioxid im Vergleich zu einem Klassensatz aus Frischfaserpapier. Unser Recyclingpapier ist nach den Richtlinien des Blauen Engels zertifiziert.

Druck und Bindung: Westermann Druck GmbH, Georg-Westermann-Allee 66, 38104 Braunschweig

ISBN 978-3-427-**49783**-7

Vorwort

Der Lehrplan des Ausbildungsberufes zur Zahnmedizinischen Fachangestellten ist nach Lernfeldern strukturiert. Diese orientieren sich an beruflichen Arbeits- und Lernprozessen in der Zahnarztpraxis. Mit diesem Konzept ist die Handlungsorientierung zwingend verbunden. Dies soll die Lernmotivation und die Eigenständigkeit der Auszubildenden erheblich steigern. Ausgehend von Lernsituationen erarbeiten Auszubildende mithilfe entsprechender Materialien und Quellenhinweise eigenständig Lösungen und präsentieren diese. Durch die Anlehnung an die betriebliche Praxis soll dabei auch eine sinnvolle Strukturierung gelingen. Unabhängig davon erwarten die Auszubildenden und die ausbildenden Zahnärztinnen und Zahnärzte von der Berufsschule, dass Zeugnisnoten erteilt werden und dass ein erheblicher Beitrag zum Bestehen der Abschlussprüfung geleistet wird. Für die hierbei zugrunde liegenden Leistungen kommt man aber nicht ohne Übungen aus. Es gehört nun mal zu den Eigenarten des Lernens, dass vor dem Erreichen von Leistungen ein erheblicher Trainingsaufwand notwendig ist. Dies wird im privaten Bereich, z. B. beim Sport oder in der Musik als selbstverständlich angesehen, nur in der Schule fällt das Üben oft schwer.

Wir hoffen, mit diesem Arbeitsheft einen Beitrag zum leichteren Erlernen und Festigen von Kompetenzen zu leisten.

Wir wünschen viel Erfolg bei der Arbeit mit diesem Übungsbuch und sind jederzeit für Anregungen dankbar.

Inhaltsverzeichnis

Lernfeld 1:
Die eigene Rolle im Ausbildungsbetrieb mitgestalten
/ 7

1 Duale Berufsausbildung 7
2 Berufsbildungsgesetz und Berufsausbildungsvertrag 8
3 Grundlagen des Vertragsrechts 9
4 Zweige und Berufe des Gesundheitswesens 13
4.1 Zweige des Gesundheitswesens 13
4.2 Berufe in der ambulanten zahnärztlichen Versorgung 15
5 Zahnärztliche Organisationen 16
6 Berufsorganisationen der Arbeitnehmer 18
7 Leistungsangebot und Leistungsbereitschaft einer Zahnarztpraxis 18
7.1 Aufgaben der Zahnmedizinischen Fachangestellten im Rahmen des Leistungsangebots 18
7.2 Leistungsbereitschaft - die Zahnarztpraxis als patientenorientiertes Unternehmen 19
8 Informelle Organisation 21
9 Konfliktmanagement 22
10 Jugendarbeitsschutzgesetz 23
11 Arbeitssicherheit und Arbeitsschutz 24
12 Die Gestaltung von Arbeitsraum und Arbeitsplatz 26
13 Arbeitsschutzgesetze 27
14 Arbeitsgerichtsbarkeit 29
15 Sozialversicherung und Möglichkeiten der privaten Absicherung 30
15.1 Staatliche Sozialversicherung 30
15.2 Grundzüge der Sozialversicherung 32
15.3 Gesetzliche Krankenversicherung 33
15.4 Gesetzliche Pflegeversicherung 35
15.5 Gesetzliche Unfallversicherung 36
15.6 Gesetzliche Rentenversicherung 37
15.7 Arbeitsförderung - Arbeitslosenversicherung 39
15.8 Versorgungs- und Fürsorgeleistungen des Staates 40
15.9 Möglichkeiten der privaten Absicherung 41
16 Private Alterssicherung 42
17 Gehaltsabrechnung 43
18 Kommunikationstechniken 44

Lernfeld 2:
Patienten empfangen und begleiten
/ 46

1 Praxismarketing 46
2 Gestaltung des Empfangs- und Wartebereichs 47
3 Kommunikation mit dem Patienten und der Patientin 49
4 Behandlungsvertrag 50
5 Führung der Patientendatei 57
6 Terminvergabe - die Kunst eines effizienten Terminmanagements 58
7 EDV in der Zahnarztpraxis 60

8 Organisation von Posteingang und -ausgang einschließlich elektronischer Nachrichtenübermittlung 67
8.1 Postbearbeitung 67
8.2 Briefdienste 68
8.3 Postvollmacht 69
8.4 E-Mail 69
8.5 Paketdienste 70
9 Ordnungsgemäße Schriftgutablage 71

Lernfeld 3: Hygienemaßnahmen organisieren und Medizinprodukte aufbereiten / 73

1 Der Wartungsvertrag 73
2 Praxiseinnahmen und Praxisausgaben 74

Lernfeld 9: Praxisbedarf beschaffen und verwalten / 76

1 Bezugsquellenermittlung – Abschluss von Kaufverträgen 76
2 Störungen bei der Erfüllung des Kaufvertrags 85
2.1 Nicht-Rechtzeitig-Lieferung (Lieferungsverzug) 85
2.2 Schlechtleistung (Lieferung mangelhafter Ware) 86
2.3 Annahmeverzug 88
2.4 Nicht-Rechtzeitig-Zahlung (Zahlungsverzug) 89
3 Grundsätze der Beschaffungsplanung und Lagerhaltung 90
4 Zahlungsverkehr 92
4.1 Das Geldsystem und die Funktionen des Geldes 92
4.2 Zahlungsarten 93

Lernfeld 13: Arbeitsprozesse organisieren und optimieren / 96

1 Praxisorganisation 96
2 Einbindung des Praxispersonals 98
3 Beiträge des Praxispersonals zur Qualitätssicherung 100
4 Personaleinsatzplanung 102
5 Störungen bei der Erfüllung des Behandlungsvertrags – Mahn- und Klageverfahren 103
6 Verjährung von Forderungen 105
7 Arbeitszeugnis und Arbeitsvertrag – Abschluss der Ausbildung und Beginn der beruflichen Tätigkeit 106
7.1 Arbeitszeugnis 106
7.2 Arbeitsvertrag 107
8 Die Bewerbung – ein neuer Berufsabschnitt 108

Bildquellenverzeichnis 109

Lernfeld 1:
Die eigene Rolle im Ausbildungsbetrieb mitgestalten

1 Duale Berufsausbildung

1 In die folgenden Aussagen zur dualen Berufsausbildung hat sich ein Fehler eingeschlichen. Kreuzen Sie die **falsche** Aussage an.

- ☐ a) Die Ausbildung zur Zahnmedizinischen Fachangestellten ist eine duale Berufsausbildung.
- ☐ b) Sie findet an zwei Ausbildungsorten statt: im Betrieb und in der Berufsschule.
- ☐ c) Eine überwiegend praktische Ausbildung leistet der Ausbildungsbetrieb.
- ☐ d) In der Berufsschule wird ergänzend allein berufsspezifisches Wissen vermittelt.
- ☐ e) Rechtsgrundlage für die praktische Ausbildung ist u. a. das Berufsbildungsgesetz (BBiG) und die Ausbildungsverordnungen.
- ☐ f) Rechtsgrundlage für die schulische Ausbildung sind die Schulgesetze und der Lehrplan für ZFA

2 Der Ausbildungsrahmenplan regelt, was Zahnmedizinische Fachangestellte in der Praxis lernen. Dabei unterscheidet man die Schwerpunkte „zahnmedizinischer Bereich“ und „Verwaltungsbereich“.
Ordnen Sie diesen Bereichen die Tätigkeiten zu, die Sie im Rahmen der Ausbildung zu erlernen haben.

Zahnmedizinischer Bereich	Verwaltungsbereich
....	....
....	....
....	....
....	....
....	....
....	....
....	
....	
....	
....	
....	

2 Berufsbildungsgesetz und Berufsausbildungsvertrag

1 Was ist in Ihrem Ausbildungsvertrag zu folgenden verpflichtenden Inhalten festgelegt?

(1) Dauer der Berufsausbildung

....

....

(2) Dauer der regelmäßigen täglichen bzw. wöchentlichen Arbeitszeit

....

....

(3) Dauer der Probezeit

....

....

(4) Höhe der Vergütung

....

....

....

(5) Dauer des Urlaubs

....

....

(6) Kündigung

....

....

....

....

(7) Hinweis auf die Anwendung der tarifvertraglichen Regelungen

....

....

2 Prüfen Sie die folgenden Aussagen zu den Pflichten des ausbildenden Zahnarztes bzw. zu den Pflichten der Auszubildenden. Leider haben sich in einigen Aussagen Fehler eingeschlichen. Kreuzen Sie die **fehlerhaften** Aussagen an.

✗

- ☐ a) Freistellung der Auszubildenden zum Besuch der Berufsschule
- ☐ b) Das Berichtsheft (Ausbildungsnachweis) ordnungsgemäß führen und von einer ausgelernten Zahnmedizinischen Fachangestellten abzeichnen lassen
- ☐ c) Die Auszubildende hat Weisungen zu befolgen, die ihr von Weisungsberechtigten erteilt werden.
- ☐ d) Ausbildung entsprechend dem Berufsbild und Ausbildungsrahmenplan

☐ e) Der Auszubildenden dürfen alle Tätigkeiten übertragen werden, die üblicherweise in einer Zahnarztpraxis anfallen.

☐ f) Teilnahme am Berufsschulunterricht und an allen Prüfungen

☐ g) Pflicht zur Sauberkeit und Hygiene

☐ h) Alle Praxisvorgänge sowie der Personenkreis der Patienten ist geheim zu halten.

3 Grundlagen des Vertragsrechts

1 Ein geordnetes Zusammenleben der Bürger wird u. a. durch Recht und Gesetz gesichert. Dabei unterscheidet man öffentliches und privates Recht.

a) Welche Rechtsbeziehung wird im öffentlichen Recht geregelt?

....

b) Nennen Sie Rechtsbereiche, die zum öffentlichen Recht gehören.

....

c) Welche Rechtsbeziehung wird im privaten Recht geregelt?

....

....

d) Welche Gesetzesbücher enthalten eine Vielzahl von Regelungen zum privaten Recht?

....

....

2 Prüfen Sie die folgenden Aussagen zur Rechts- und Geschäftsfähigkeit.
Kreuzen Sie die zutreffenden Antworten an.

✗

☐ a) Um Verträge rechtsgültig abzuschließen, müssen die Vertragspartner rechtsfähig sein.

☐ b) Rechtsfähigkeit ist die Fähigkeit von natürlichen Personen, Träger von Rechten und Pflichten zu sein.

☐ c) Geschäftsfähigkeit ist die Fähigkeit juristischer Personen, Rechtsgeschäfte gültig abzuschließen.

☐ d) Geschäftsunfähig sind Kinder unter sechs Jahren.

☐ e) Minderjährige zwischen sechs und 18 Jahren sind beschränkt geschäftsfähig.

☐ f) Beschränkt Geschäftsfähige können Rechtsgeschäfte mit Zustimmung der Eltern abschließen. Ohne Zustimmung wird das Rechtsgeschäft nicht gültig, auch wenn die Eltern es nachträglich genehmigen.

- ☐ g) Ein beschränkt Geschäftsfähiger benötigt keine Zustimmung bei Einkäufen vom Taschengeld, bei Geschäften, die nur Vorteile bringen (z. B. Schenkungen), bei Geschäften im Rahmen der Ausbildung (z. B. Kauf von Berufskleidung).
- ☐ h) Die volle Geschäftsfähigkeit erreichen alle Personen ab dem 18. Lebensjahr.

3 Welche Fehler haben sich in die Aussagen der Aufgabe 2 eingeschlichen. Korrigieren Sie diese Fehler.
Bei den Aussagen müsste es heißen:

a) ....

b) ....

....

c) ....

d) ....

e) ....

f) ....

....

g) ....

h) ....

4 Entscheiden Sie in den folgenden Fällen, ob die unten benannten Personen

- das Eigentum (1),
- den Besitz (2),
- Eigentum und Besitz (3)

an einer Sache haben. Setzen Sie die entsprechende Ziffer ein.

a) Zehra, 17 Jahre alt, hat ihr Taschengeld gespart. Ihr Vater begleitet sie zu einem Fahrradhändler. Sie entscheidet sich für das Damenfahrrad Brillant Komfort zum Preis von 599,00 EUR. Den Kaufpreis bezahlen sie bar.	....
b) In der Zahnarztpraxis sollen alle Mitarbeitenden mit einheitlicher Berufskleidung ausgestattet werden. Sarah erhält lavendelfarbene Schlupfkasacks und weiße Jerseyhosen.	....
c) Dr. Heine hat ein Appartement in der Nähe zur Universität gekauft. Er vermietet es an Medizinstudierende.	....
d) Ayse hat sich ihr erstes Auto gekauft. Ihre Bank hat den Kauf finanziert. Das Auto dient als Sicherheit für den Kredit. Die Bank erhält den 2. Teil der Zulassungsbescheinigung.	....
e) Julia hat von ihrer Tante eine wertvolle Uhr geschenkt bekommen. Da Sie zurzeit finanzielle Sorgen hat, gibt sie die Uhr an ein Pfandhaus.	....

5 Prüfen Sie die folgenden Aussagen zu Rechtsgeschäften.
Kreuzen Sie die zutreffende Aussage an.

☐ a) Ein Rechtsgeschäft setzt immer eine Willenserklärung voraus. Diese hat aber nur rechtliche Folgen, wenn ein Vertragspartner zustimmt.

☐ b) Willenserklärungen können nur durch eine ausdrückliche mündliche oder schriftliche Erklärung abgegeben werden.

☐ c) Bei einem einseitigen Rechtsgeschäft gibt nur eine Person eine Willenserklärung ab. Sie ist aber nur gültig, wenn der Empfänger sie nachweislich erhalten hat.

☐ d) Eine einseitige Willenserklärung ist rechtswirksam, wenn sie empfangsbedürftig ist.

☐ e) Ein typisches Beispiel für ein einseitiges, empfangsbedürftiges Rechtsgeschäft ist die Kündigung.

☐ f) Verträge sind zwei- bzw. mehrseitige Rechtsgeschäfte. Sie entstehen durch übereinstimmende Willenserklärungen. Die erste Willenserklärung heißt Annahme, die zweite Antrag.

6 Prüfen Sie in den folgenden Fällen, welche Formvorschrift für das jeweilige Rechtsgeschäft gilt:

- Formfrei (1)
- Schriftliche Form (2)
- Notarielle Beglaubigung (3)
- Notarielle Beurkundung (4)

Setzen Sie die entsprechende Ziffer ein.

a) Kündigung eines Arbeitsvertrags.	....
b) Einträge in das Grundbuch	....
c) Abschluss eines Kaufvertrags beim Einkauf von Lebensmitteln	....
d) Kauf einer Eigentumswohnung	....
e) Abschluss eines Ratenkaufs	....
f) Vereinbarung eines Ehevertrags	....
g) Abschluss eines Mietvertrags	....

7 Kreuzen Sie in den folgenden Fällen an, ob es sich um nichtige bzw. anfechtbare Rechtsgeschäfte handelt oder ob das Rechtsgeschäft gültig ist. Begründen Sie Ihre Entscheidung.

	nichtig	anfechtbar	gültig
a) Noah, sechs Jahre alt, plündert seine Spardose. Er kauft sich für 25,00 EUR ein Modelauto.	☐	☐	☐

Begründung: ....

....

....

	nichtig	anfechtbar	gültig
b) Herr Dr. Heine benötigt neue Berufskleidung. Er beauftragt Sarah, bei der Firma Berufskleidung Wille zehn weiße Herrenshirts und zehn weiße Hosen zu bestellen. Diese liefert hundert Shirts und Hosen. Nach einem Anruf bei der Firma Wille faxt diese Herrn Dr. Heine die Bestellung zu. In dem Vordruck der Firma Wille für Bestellungen ist in der Spalte Menge aus Versehen 100 angekreuzt worden.	☐	☐	☐

Begründung: ....

....

....

	nichtig	anfechtbar	gültig
c) Anna, 15 Jahre alt, hat bei einem Ferienjob 500,00 EUR verdient. Sie kauft sich von dem Geld eine Stereoanlage. Die Eltern sind nicht einverstanden. Sie suchen mit Anna den Verkäufer auf. Dieser überzeugt aber die Eltern, dass der Kauf wirklich vorteilhat ist. Nur Anna hat jetzt Bedenken. Sie möchte eventuell von dem Geld doch in Urlaub fahren.	☐	☐	☐

Begründung: ....

....

....

	nichtig	anfechtbar	gültig
d) Ecrin kauft am 1. April, wie jeden Morgen, Brötchen in einer Bäckerei. Aufgrund des Datums scherzt die Verkäuferin: „Heute kosten alle Brötchen 10 Cent." An der Kasse verlangt die Verkäuferin 3,00 EUR für sechs Brötchen. Ecrin besteht trotz des Hinweises, es handele sich um einen Aprilscherz, darauf, nur 0,60 Cent zu zahlen. Schließlich kenne sie solche Scherze nicht.	☐	☐	☐

Begründung: ....

....

....

	nichtig	anfechtbar	gültig
e) Hatice ist stolz auf ihren neuen Ring mit einem Edelstein. Ein Cousin, der eine Lehre als Goldschmied begonnen hat, schaut sich den Ring an. Er stellt fest, dass der Stein nicht echt ist. Es handelt sich um die Nachbildung eines Edelsteins.	☐	☐	☐

Begründung: ....

....

....

4 Zweige und Berufe des Gesundheitswesens

4.1 Zweige des Gesundheitswesens

1 Das Gesundheitswesen in der Bundesrepublik Deutschland umfasst drei Bereiche. Tragen Sie diese in die unten stehenden Kästchen ein.

Gesundheitswesen in der BRD

Bereich 1:	Bereich 2:	Bereich 3:
....	....	....

2 Die wichtigsten Behörden im öffentlichen Gesundheitsdienst sind die Gesundheitsämter. Prüfen Sie die folgende Aufzählung einiger der Schwerpunktaufgaben der Gesundheitsämter. Kreuzen Sie die Aufgaben an, die **nicht** zu den Schwerpunktaufgaben der Gesundheitsämter gehören.

- ☐ a) Die Leistungsfähigkeit der gesetzlichen Krankenversicherung sowie der Pflegeversicherung zu erhalten und zu verbessern
- ☐ b) Amtsärztlicher Dienst
- ☐ c) Kinder- und Jugendärztlicher Dienst
- ☐ d) Schwangeren- und Schwangerenkonfliktberatung
- ☐ e) Infektionsschutz
- ☐ f) Umweltmedizin
- ☐ g) Infektionskrankheiten global bekämpfen

3 Bei den angekreuzten Schwerpunktaufgaben handelt es sich um Aufgaben, die von anderen Gesundheitsbehörden wahrgenommen werden.
Um welche Gesundheitsbehörden handelt es sich hier.

(1) ....

(2) ....

4 Prüfen Sie die folgenden Aussagen zur stationären Versorgung.
Kreuzen Sie die zutreffenden Aussagen an.

- ☐ a) Die stationäre Versorgung gliedert sich in drei große Bereiche: den Bereich der Krankenhausversorgung, den Bereich der stationären medizinischen Rehabilitation und den Bereich der ambulanten medizinischen Rehabilitation.
- ☐ b) Bei dem Verdacht auf eine schwerwiegende akute Erkrankung haben die Kassenpatienten einen uneingeschränkten Anspruch auf eine stationäre Behandlung.

☐ c) Für die Aufnahme von Kassenpatienten zur stationären Behandlung muss eine Überweisung eines niedergelassenen Arztes bzw. Zahnarztes vorliegen. Eine Ausnahme ist nur bei einem Notfall möglich.

☐ d) In der ersten Stufe der Krankenhausversorgung sind die Akutkrankenhäuser zuständig für die stationäre Versorgung. Sie sind für die Versorgung von Schwerstkranken und schwer verletzten Unfallopfern ausgestattet.

☐ e) In der zweiten Stufe sind die Krankenhäuser auf die Grundversorgung der Patienten spezialisiert. Sind weitergehende Behandlung notwendig, sind die Patienten an ein Akutkrankenhaus zu überweisen.

☐ f) Die höchste Stufe einer stationären Versorgung bieten Krankenhäuser mit einer Maximalversorgung. Sie verfügen über Behandlungsmöglichkeiten für Schwerstkranke und Schwerstverletzte.

☐ g) Eine Besonderheit sind die Zahnkliniken an den Universitätskrankenhäusern. Sie bieten nur eine stationäre Versorgung an.

☐ h) In den Fachabteilungen von Zahnkliniken werden alle Leistungen der Zahn-, Mund- und Kieferheilkunde stationär und ambulant für alle Versicherten angeboten.

5 Die ambulante zahnärztliche Versorgung wird überwiegend durch niedergelassene Zahnärzte und Zahnärztinnen erbracht.
Welche Leistungen bieten sie für die Versorgung der Patienten?

(1) ....

(2) ....

(3) ....

(4) ....

6 Erläutern Sie die Begriffe Approbation und Vertragszahnarzt.

Approbation: ....

Vertragsarzt: ....

....

7 Ordnen Sie die folgenden Aussagen zu den Betriebsformen bei der ambulanten zahnärztlichen Versorgung

der Einzelpraxis (1) der Berufsausübungsgemeinschaft (2)
der Praxisgemeinschaft (3) dem Medizinisches Versorgungszentrum (4)

zu. Setzen Sie hierzu die Nummern in die Kästchen hinter den Aussagen.

Mehrere Zahnärzte schließen sich organisatorisch zusammen. Sie treten gegenüber den Patienten als eine Einheit auf. Die erbrachten Leistungen werden gemeinsam mit der KZV abgerechnet.	....
In fachübergreifenden zahnärztlich geleiteten Einrichtungen sind Vertragszahnärzte und angestellte Zahnärzte tätig. Zusätzlich können nichtzahnärztliche Leistungserbringer Teil der Einrichtung sein.	....
Ein niedergelassener Zahnarzt ist als Praxisinhaber allein für die Versorgung der Versicherten verantwortlich. Zusätzlich können in begrenztem Umfang Zahnärzte eingestellt werden.	....
Mehrere Vertragszahnärzte streben durch Kooperation Kostenersparnisse an. Sie rechnen einzeln mit der KZV die erbrachten Leistungen ab.	....

4.2 Berufe in der ambulanten zahnärztlichen Versorgung

1 Die folgenden Aussagen beziehen sich auf den Ausbildungsberuf Zahnmedizinische Fachangestellte. Einige sind leider fehlerhaft.
Kreuzen Sie die zutreffenden Aussagen an.

X

- ☐ a) ZFA assistieren Zahnärzten bei Untersuchungen, Beratung und Behandlung von Patienten. Dabei bzw. danach tragen sie die abzurechnenden Leistungen unabhängig und eigenständig ein.
- ☐ b) Sie übernehmen organisatorische Aufgaben, z. B. die Terminvergabe.
- ☐ c) Sie führen Verwaltungsaufgaben, z. B. Erstellen und Schreiben von Heil- und Kostenplänen, aus.
- ☐ d) Grundlegende Informationen über alle Tätigkeiten einer ZFA enthält der Ausbildungsrahmenplan.
- ☐ e) Im Ausbildungsberufsbild ist sachlich und zeitlich gegliedert dargestellt, welche Kenntnisse und Fähigkeiten eine ZFA während der Ausbildung erlernen muss.
- ☐ f) Der Ausbildungsfortschritt ist in einem Ausbildungsnachweis, dem Berichtsheft, zu dokumentieren. Das Berichtsheft wird in der Berufsschule von der zuständigen Lehrkraft kontrolliert.
- ☐ g) Die Abschlussprüfung umfasst zwei Teile. Teil 1 findet im vierten Ausbildungshalbjahr statt.

2 Die Abschlussprüfung umfasst zwei Teile.

a) Welche Prüfungsbereiche beinhaltet Teil 1?

(1) ....

(2) ....

b) Welche Prüfungsbereiche beinhaltet Teil 2 der Prüfung am Ende der Ausbildung?

(1) ....

(2) ....

(3) ....

3 Rufen Sie die Internetseite zur Fortbildung ZFA der Bundeszahnärztekammer auf. Welche Fortbildungsmöglichkeiten werden hier angezeigt?

(1) ....

(2) ....

(3) ....

(4) ....

(5) ....

5 Zahnärztliche Organisationen

1 In der folgenden Aufzählung zu den Aufgaben der Zahnärztekammer haben sich fehlerhafte Aussagen eingeschlichen.
Kreuzen Sie die **falschen** Aussagen an.

✗

- ☐ a) Überwachen der Ausbildung der zahnmedizinischen Fachangestellten
- ☐ b) Sicherstellung der ambulanten zahnärztlichen Versorgung aller Bürger, die gesetzlich krankenversichert sind
- ☐ c) Regelung der zahnärztlichen Weiterbildung
- ☐ d) Vertretung der Interessen der Zahnärzte
- ☐ e) Organisation der Abrechnung der vertragszahnärztlichen Leistungen mit den Krankenkassen
- ☐ f) Überprüfung von Patientenbeschwerden
- ☐ g) Prüfung der Abrechnung und einer wirtschaftlichen Verordnungsweise
- ☐ h) Überwachung der Berufspflichten der Zahnärzte
- ☐ i) Erstellen von Gutachten bei Behandlungsfehlern
- ☐ j) Überwachung der vertragszahnärztlichen Pflichten

2 Auf welche zahnärztliche Organisation treffen die angekreuzten Aussagen zu?

....

3 Wer ist Mitglied der Zahnärztekammer?

....

4 Wer ist Mitglied in der Kassenzahnärztlichen Vereinigung (KZV)?

....

....

5 Ordnen Sie die in Aufgabe 1 angekreuzten Aussagen folgenden Hauptaufgaben der KZV zu:

Sicherstellungsauftrag Interessenvertretung der Mitglieder Gewährleistungsauftrag

Setzen Sie hierzu die Buchstaben vor der Aussagen in die zugehörigen Kästchen.

Sicherstellungsauftrag:	....	
Interessenvertretung der Mitglieder:	....	
Gewährleistungsauftrag:	....	....

6 Was versteht man unter dem Sicherstellungsauftrag?

....

....

7 Was ist unter dem Gewährleistungsauftrag zu verstehen?

....

....

6 Berufsorganisationen der Arbeitnehmer

1 Prüfen Sie die folgenden Aussagen zu Berufsverbänden und Gewerkschaften.
Rufen Sie zur Überprüfung auch die Seiten des Verbands medizinischer Fachberufe im Internet auf.
Kreuzen Sie die richtige Aussage an.

✗

- ☐ a) Berufsverbände und Gewerkschaften sind wichtige Interessenvertreter aller Arbeitnehmer, auch wenn diese nicht Mitglied sind.
- ☐ b) Aufgabe der Berufsverbände und Gewerkschaften ist u. a. auch das Aushandeln angemessener Tarifverträge.
- ☐ c) Tarifverträge für Zahnmedizinische Fachangestellte werden zwischen dem Verband der medizinischen Fachberufe und der Bundeszahnärztekammer ausgehandelt.
- ☐ d) Sie gelten dann für alle Zahnmedizinischen Fachangestellten, die bei niedergelassenen Zahnärzten arbeiten.
- ☐ e) Bei arbeitsrechtlichen Problemen erhält jede Zahnmedizinische Fachangestellte rechtliche Unterstützung und Vertretung durch den Verband der Zahnmedizinischen Fachangestellten.
- ☐ f) Der Verband ist weiterhin zuständig für die betriebliche Altersversorgung. Er organisiert die Abwicklung der Altersvorsorge der ZFA.

2 In der vorhergehenden Aufgabe wurden die Aufgaben „Aushandeln von Tarifverträgen" und „Vertretung bei arbeitsrechtlichen Problemen" angesprochen.
Welche weiteren Aufgaben und Zielsetzungen haben Gewerkschaften und Berufsverbände?

....

....

7 Leistungsangebot und Leistungsbereitschaft einer Zahnarztpraxis

7.1 Aufgaben der Zahnmedizinischen Fachangestellten im Rahmen des Leistungsangebots

1 Welche vier großen Bereiche werden bei den Aufgaben der Zahnmedizinischen Fachangestellten unterschieden?

(1) ....

(2) ....

(3) ....

(4) ....

2 Ordnen Sie die im Folgenden aufgezählten Tätigkeiten den in Aufgabe 1 genannten Hauptaufgaben zu.

Setzen Sie hierzu die entsprechende Ziffer in die Kästchen.

a) Sterilisation von Instrumenten	....
b) Einlesen der Versichertenkarte	....
c) professionelle Zahnreinigung	....
d) Nachbearbeitung eines Provisoriums	....
e) Assistenz bei der Durchführung einer Kunststofffüllung	....
f) Übermittlung der Abrechnungsdaten an die KZV	....
g) Bereitlegen aller Instrumente für die Erneuerung einer Füllung	....
h) Vergabe eines Termins	....
i) Entfernen von Zahnbelag und Zahnstein	....
j) Reinigung der vom Zahntechniker gelieferten Krone	....

3 Bei der Aufzählung der Aussagen zu den delegierbaren Leistungen hat sich leider ein Fehler eingeschlichen.
Kreuzen Sie die **nicht** zutreffende Aussage an.

☐ a) Bei ihrer Tätigkeit übernehmen ZFA delegierbare Leistungen, die der Zahnarzt angeordnet hat.

☐ b) Zuvor muss sich der Zahnarzt davon überzeugt haben, dass die ZFA über die Qualifikation zur Übernahme der Leistung verfügt.

☐ c) Es muss sichergestellt sein, dass der Patient durch die Tätigkeit der ZFA in keiner Weise gefährdet wird.

☐ d) Routineleistungen, wie Entfernen von Zahnbelegen und Zahnstein, dürfen auch durchgeführt werden, wenn der Zahnarzt nicht in der Praxis ist.

☐ e) Bei allen delegierbaren Leistungen trägt der Zahnarzt die volle Verantwortung.

7.2 Leistungsbereitschaft – die Zahnarztpraxis als patientenorientiertes Unternehmen

1 a) Was versteht man unter einem Praxisprofil?

....

....

....

b) Welche Bereiche gehören zu einem Praxisprofil?

(1) ....

(2) ....

2 Prüfen Sie die folgenden Aussagen zum Praxismarketing.
Kreuzen Sie die richtige Aussage an.

✗ ☐ a) Praxismarketing hat das Ziel, vor allem den Fachkollegen des niedergelassenen Zahnarztes ein positives Bild der Praxis zu vermitteln.

☐ b) Um unvermeidbare Wartezeiten für den Patienten angenehm zu überbrücken, sollte im Wartezimmer für Zerstreuung gesorgt werden. Hierzu gehören Zeitschriften und eventuell Unterhaltungsvideos. Damit der Patient nicht belastet wird, sind zahnmedizinische Informationen im Wartezimmer zu vermeiden.

☐ c) Die Einrichtung einer Zahnarztpraxis sollte zweckmäßig (funktional) sein. Andere Gesichtspunkte, wie warme Farben, angenehmes Licht, spielen hier keine Rolle.

☐ d) Ein einheitliches, einprägsames Erscheinungsbild muss in allen Praxisbereichen sichtbar sein. Dies gilt von den Praxisvordrucken über die Praxiskleidung bis zur Homepage der Zahnarztpraxis.

☐ e) Die Kommunikation mit dem Patient muss von großer Fachkompetenz geprägt sein. Die Beherrschung aller zahnmedizinischen Fachwörter ist daher wichtig. Im Sinne einer Gleichbehandlung aller Patienten ist die Kommunikation auf die rein behandlungs technischen Inhalte zu begrenzen.

3 Ermitteln Sie mithilfe des Internets, was die wichtigsten Marketingmaßnahmen für eine Zahnarztpraxis sind. Nennen Sie die so ermittelten drei wichtigsten Maßnahmen.

(1) ....

(2) ....

(3) ....

4 Gesamtaufgabe einer zahnärztlichen Praxis ist die optimale Versorgung der Patienten. Um diese Gesamtaufgabe zu erfüllen, werden in der Zahnarztpraxis Hauptaufgaben festgelegt. Welche Bereiche werden demnach unterschieden?

(1) ....

(2) ....

(3) ....

(4) ....

5 Prüfen Sie die folgenden Aussagen zum Praxismanagement.
Kreuzen Sie die zutreffenden Aussagen an.

✗ ☐ a) Bei den Hauptaufgaben werden alle zugehörigen Teilaufgaben ermittelt. Anschließend werden einzelne Teilaufgaben zu einem Aufgabenbereich zusammengefasst, der von einer ZFA zu übernehmen ist.

☐ b) Die Teilaufgaben einer Zahnarztpraxis finden sich in einer Stellenbeschreibung wieder.

☐ c) Wenn Sie sich die Stellenanzeige im Buch und vergleichbare Stellenanzeigen für ZFA ansehen, stellen Sie fest, dass nur die fachlichen Kompetenzen beschrieben werden.

☐ d) Mit der klaren Aufgabenteilung zu einer Stelle wird in einer Zahnarztpraxis eine Arbeitsteilung erreicht, die eine effektive, nicht aber schnelle Bewältigung der anfallenden Arbeit bewirkt.

☐ e) Damit eine effektive Bewältigung der anfallenden Arbeiten dauerhaft erreicht wird, werden einzelne ZFA immer im selben Bereich der Praxis eingesetzt.

☐ f) Alle ZFA sollten alle Bereiche der Zahnarztpraxis kennen und bei Urlaubs- und Krankheitsvertretungen problemlos dort Aufgaben übernehmen. Um dies zu erreichen, sollte in bestimmten Zeitabständen ein systematischer Arbeitsplatzwechsel stattfinden.

6 Ordnen Sie die unten genannten Aussagen den folgenden Einflussgrößen des Praxiserfolgs zu.

Abläufe, Infrastruktur (1) Verhalten, Kommunikation (2)
Personalführung (3) Marketing (4)

Setzen Sie hierzu die entsprechenden Ziffern in die Kästchen hinter den Aussagen.

a) Optimierung der Praxisabläufe einschließlich Terminorganisation	....
b) Übertragung von Führungsaufgaben in der Praxisverwaltung an Mitarbeiter	....
c) Regelmäßige Mitarbeitergespräche	....
d) Beim Erstkontakt den Patienten so empfangen, dass er ein positives Bild der Zahnarztpraxis hat	....
e) Neugestaltung der Homepage	....
f) Positive Sprache, Freundlichkeit, Wertschätzung und durchgehende Hilfsbereitschaft beim Praxispersonal	....
g) Wirtschaftliche Abwicklung der gesamten Abrechnung	....
h) Regelmäßige Teambesprechung zur Lösung von Problemen	....

8 Informelle Organisation

1 Geben Sie in der folgenden Tabelle eine kurze Definition der Begriffe formelle und informelle Organisation.

Formelle Organisation	Informelle Organisation
....	....
....	....
....	....

2 In die folgende Aufzählung zu den Folgen der informellen Organisation haben sich Aussagen zur formellen Organisation eingeschlichen.
Kreuzen Sie diese Aussagen an.

☐ a) Es entwickelt sich ein gutes Betriebsklima mit einem positiven Gefühl der Anerkennung.

☐ b) Ein Gruppendruck auf einen einzelnen Mitarbeitenden und Mobbing sind möglich.

☐ c) Stärkt oft die Motivation und die Leistungsbereitschaft.

☐ d) Mit der Aufgabenzuordnung zu einer Stelle ist eine Arbeitsteilung verbunden, die eine hohe Ergiebigkeit der Arbeit bewirkt.

☐ e) Eine Gruppenmeinung herrscht vor, der sich alle unterzuordnen haben.

☐ f) Die Kommunikation untereinander kann gefördert werden.

☐ g) Die ZFA kennen und beherrschen ihren Arbeitsbereich und erledigen ihre Arbeiten sicher und schnell.

☐ h) Die Gruppenziele können den Praxiszielen widersprechen.

3 Welche Maßnahmen sind zu ergreifen, wenn die informelle Organisation die formelle Organisation gefährdet?

(1) ....

(2) ....

(3) ....

....

9 Konfliktmanagement

1 In die folgenden Aussagen zum Konfliktmanagement haben sich leider Fehler eingeschlichen. Kreuzen Sie die **fehlerhafte** Aussage an.

✗ ☐ a) Konflikte mindern die Arbeitsleistung. Konfliktmanagement ist wichtig, um mit dem Praxisteam einen dauerhaften Praxiserfolg zu sichern.

☐ b) Fehler in der Organisation, z. B. wenn eine ZFA die Vielzahl der ihr übertragenen Aufgaben gar nicht bewältigen kann, sind oft die Ursachen von Konflikten.

☐ c) Konfliktursachen können aber auch Eigenarten und Verhaltensweisen einzelner Praxismitarbeiter sein.

☐ d) Es ist Aufgabe einer speziell geschulten Mitarbeiterin, Konflikte wahrzunehmen und Strategien für eine Konfliktlösung zu entwickeln.

☐ e) Ein wertschätzender Umgang aller Mitarbeitenden miteinander ist die beste Voraussetzung, Konflikte zu vermeiden.

2 Die Anzeichen für schwelende Konflikte lassen sich meist deutlich erkennen.
Nennen Sie mögliche Anzeichen, die auf ungelöste Konflikte hinweisen.

(1) ....

(2) ....

(3) ....

(4) ....

(5) ....

3 Kommunikation ist wichtig zur Lösung von Konflikten. Für den Zahnarzt ist Kommunikation ein Mittel der Personalführung. Dabei nutzt er die verschiedenen Möglichkeiten der Gesprächsführung.
Prüfen Sie die folgenden Aussagen zu den Gesprächsarten.
Kreuzen Sie die richtige Aussage an.

✗

- ☐ a) Bei einem Feedbackgespräch bespricht der Praxisinhaber mit einer Mitarbeiterin, ob die mit ihr vereinbarten Ziele erreicht wurden. Neue Ziele werden vereinbart.
- ☐ b) In einem Zielgespräch gibt der Zahnarzt der Mitarbeiterin eine Rückmeldung über ihre Leistung. Schätzt der Zahnarzt ihre Leistung nicht gut ein, hat die ZFA die Möglichkeit, ihre Arbeit zu verbessern.
- ☐ c) Laufen Praxisabläufe nicht richtig, unterbricht der Zahnarzt die Sprechstunde. In einer eiligen Teambesprechung werden die Abläufe erklärt und geübt.
- ☐ d) Regelmäßige Teambesprechungen dienen der Sicherung des Praxiserfolgs. Alle Probleme des Praxisalltags werden besprochen. Gemeinsam sucht man dann nach den besten Lösungen.
- ☐ e) Aufgrund neuer Geräte ergeben sich neue Behandlungsmethoden und Praxisabläufe. In solchen Fällen lädt der Zahnarzt kurzfristig zu einer Organisationsbesprechung vor oder nach der Sprechstunde ein.

4 Entscheiden Sie in den Fällen von Aufgabe 5, die falsch waren, welche Art von Gespräch beschrieben wurde.

....

....

....

....

....

10 Jugendarbeitsschutzgesetz

1 Prüfen Sie die folgenden Aussagen zum Jugendarbeitsschutzgesetz.
Kreuzen Sie die richtige Antwort an.

✗

- ☐ a) Das Jugendarbeitsschutzgesetz hat das Ziel, Jugendliche vor Überlastungen bei der Arbeit und in der Freizeit zu bewahren.
- ☐ b) Es gilt auch, wenn Jugendliche als freiwillige Helfer in Vereinen und anderen Einrichtungen tätig sind.
- ☐ c) Es schützt bei freiwilligen Arbeiten in diesen Einrichtungen, die zu früh beginnen oder zu lange dauern.
- ☐ d) Am Arbeitsplatz schützt es Jugendliche vor Arbeiten, die sie gefährden oder die sie nicht verstehen.
- ☐ e) Jugendlicher ist, wer 15 Jahre und älter, aber noch nicht 18 Jahre alt ist.

2 Welche Regelungen gelten für folgende Bereiche:

Arbeitszeit	Tägliche Arbeitszeit:	....
	Wöchentliche Arbeitszeit:	....
	Fünf-Tage-Woche:	....

	Nachtruhe:	....
	Tägliche Freizeit:	....
		....
Ruhepausen	Arbeitszeit 4,5 bis 6 Std.:	....
	Arbeitszeit über 6 Std.:	....
	Spätester Pausenbeginn:	....
Regelungen zum Besuch der Berufsschule	Unterrichtsbeginn vor 9 Uhr:	....
		....
	mehr als 5 Unterrichtsstunden:	....
		....
Ärztliche Untersuchungen	Erstuntersuchung:	....
	Nachuntersuchung:	....

11 Arbeitssicherheit und Arbeitsschutz

1 Welche Bereiche umfasst der Arbeitsschutz in der Zahnarztpraxis?
Tragen Sie diese in die Kästchen ein.

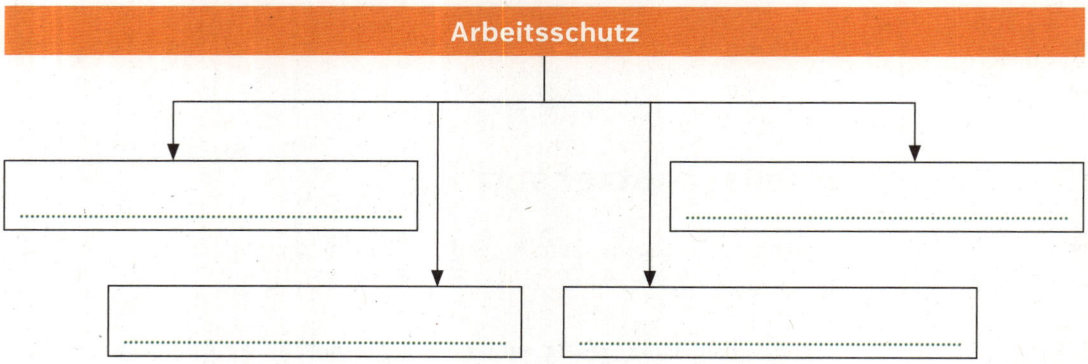

2 Was gehört **nicht** zu den Maßnahmen zur Umsetzung des Arbeitsschutzes?
Kreuzen Sie an.

✗

- ☐ a) Erstellung einer Gefahrstoffdokumentation
- ☐ b) Benennung eines Betriebsarztes und einer Fachkraft für Arbeitssicherheit
- ☐ c) Angebot von Vorsorgeuntersuchungen des Praxisteams
- ☐ d) Unterweisung des Teams hinsichtlich Gefährdung und Schutzmaßnahmen
- ☐ e) Benennung einer Fachkraft für die Sicherheit im Umgang mit dem Praxiscomputer und den Datenschutz
- ☐ f) Umsetzung der Erste-Hilfe-Anforderungen
- ☐ g) Durchführung und Dokumentation einer Gefährdungsbeurteilung in der Zahnarztpraxis

3 Bringen Sie die folgenden Schritte zur Gefährdungsbeurteilung in die richtige Reihenfolge. Setzen Sie hierzu in die Kästchen die Ziffern 1 bis 7 ein.

a) Gefährdung beurteilen	....
b) Maßnahmen durchführen	....
c) Arbeitsbereiche und Tätigkeiten festlegen	....
d) Gefährdungsbeurteilung fortschreiben	....
e) Gefährdung ermitteln	....
f) Wirksamkeit überprüfen	....
g) Maßnahmen festlegen	....

4 In der Zahnarztpraxis haben Sie es immer wieder mit Gefahrstoffen zu tun. Um Ihre Gesundheit zu schützen, ist es wichtig, dass Sie umfassend über den Umgang mit Gefahrstoffen informiert sind und die entsprechenden Gefahrensymbole kennen.
Ordnen Sie den folgenden Gefahrensymbolen die entsprechende Bedeutung zu.

a) 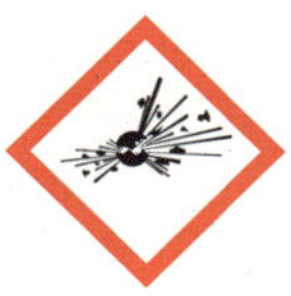 ....

b)  ....

c)  ....

d)  ....

e)  ....

f)  ....

5 Welche Sachverhalte sollte ein Hygieneplan enthalten?

(1) ....

(2) ....

(3) ....

(4) ....

(5) ....

12 Die Gestaltung von Arbeitsraum und Arbeitsplatz

1 Prüfen Sie die folgenden Aussagen zur Gestaltung einer Zahnarztpraxis. Kreuzen Sie die zutreffende Aussage an.

X

- ☐ a) Die Gestaltung der Zahnarztpraxis ist kaum wichtig für die Patienten. Es zählen nur die fachlichen Kenntnisse des Zahnarztes und des Personals.
- ☐ b) Eine Harmonie zwischen der Geräteausstattung und den Räumen ist in der Zahnarztpraxis kaum zu erreichen. Die Technik bestimmt nun einmal das Bild der Praxis.
- ☐ c) Patienten befinden sich in einer Zahnarztpraxis immer in einer Ausnahmesituation. Sie benötigen dringend zahnärztlicher Hilfe. In diesen Fällen interessieren sie sich kaum für eine harmonische Umgebung.
- ☐ d) Die Gestaltung der Zahnarztpraxis ist ein wichtiges Element für den Patientenzuspruch. Sie ist damit auch ein Teil des Praxismarketings.
- ☐ e) Die Gestaltung der Zahnarztpraxis hat wenig Einfluss auf das Praxispersonal. Arbeitsfreude und Leistungsbereitschaft hängen im Wesentlichen von gut organisierten Arbeitsabläufen ab.

2 Eine Zahnarztpraxis sollte so gestaltet sein, dass die einzelnen Räume für die Praxisabläufe möglichst optimal aufeinander abgestimmt sind.
Welche Folgen haben Fehler im Raumgefüge?

....

....

3 Was versteht man unter Ergonomie?

....

4 Ordnen Sie die Begriffe

- (1) Ausführbarkeit,
- (2) Erträglichkeit,
- (3) Zumutbarkeit,
- (4) Zufriedenheit

den folgenden Fragestellungen zu. Setzen Sie hierzu die Ziffern in die Kästchen.

a) Ist die Arbeit über ein gesamtes Berufsleben ohne Gefahr für die Gesundheit?	....
b) Ist das Praxispersonal mit den Arbeitsbedingungen und Arbeitsinhalten glücklich?	....
c) Kann die Arbeit unter diesen Arbeitsbedingungen so vom Praxispersonal auf Dauer verlangt werden?	....
d) Ist die Arbeit von den Mitarbeitern unter den Möglichkeiten, über die Menschen verfügen, wie Reichweite der Arme, Körperhaltung usw., machbar?	....

5 a) Setzen Sie in das folgende Schema ein, welche Teile der Zahnarztpraxis zu den ergonomischen Gestaltungsbereichen gehören.
b) Geben Sie darunter Beispiele für die Umsetzung von Ergonomie in diesen Bereichen.

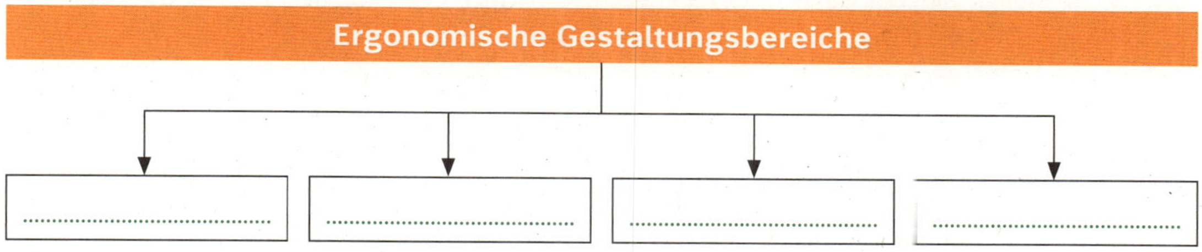

a) ....

b) ....

....

....

13 Arbeitsschutzgesetze

1 Was gilt beim Mutterschutzgesetz?
Setzen Sie Ziel und Regelungen hinter den Stichworten ein:

a) Ziel: ....

b) Verbot von bestimmten Arbeiten: ....

c) Mutterschutzfrist: ....

d) Kündigungsschutz: ....

2 Prüfen Sie die folgenden Aussagen zur Elternzeit.
Kreuzen Sie die richtigen Aussagen an.

☐ a) Elternzeit kann nur in Anspruch genommen werden, wenn die Mutter in einem Arbeitsverhältnis steht.

☐ b) Nur sie hat daher einen Anspruch auf Elternzeit.

☐ c) Ein Anspruch auf Elternzeit haben Mütter und Väter bis zur Vollendung des 3. Lebensjahres des Kindes.

☐ d) Ein Anteil von 24 Monaten der maximalen Elternzeit kann auf die Zeit übertragen werden, in der das Kind die Grundschule besucht. Damit ist eine optimale Betreuung in dieser Zeit gewährleistet.

☐ e) Wer Elternzeit in Anspruch nimmt, darf in dieser Zeit nicht arbeiten. Dafür erhält man dann Elterngeld.

☐ f) Während der Elternzeit kann der Arbeitgeber keine Kündigung aussprechen.

3 Elterngeld soll es berufstätigen Eltern ermöglichen, nach der Geburt ihres Kindes vorübergehend nicht oder in Teilzeit zu arbeiten, um ihr Kind zu betreuen.

a) Wie lange wird das Basiselterngeld gezahlt?

....

....

....

b) Wie hoch ist das Elterngeld?

....

....

4 Wie kann ein unbefristeter Arbeitsvertrag beendet werden?
Setzen Sie die Möglichkeiten in die Kästchen ein.

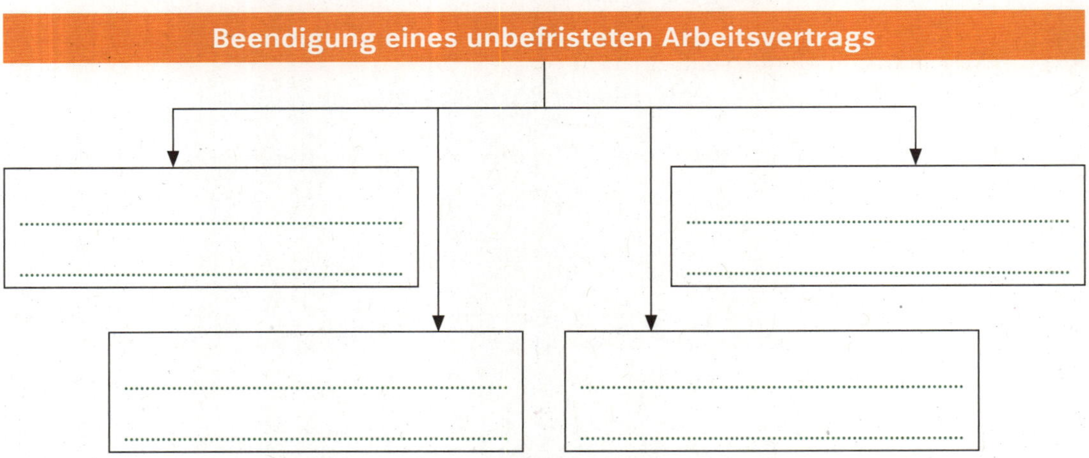

5 Prüfen Sie die folgenden Aussagen zur Aufhebung von Arbeitsverträgen.
Kreuzen Sie die zutreffenden Aussagen an.

☐ a) Azra hat bei Herrn Dr. Friedrich eine Schwangerschaftsvertretung für sechs Monate übernommen. Die Befristung des Arbeitsvertrags wurde beim Einstellungsgespräch mündlich vereinbart.

☐ b) Christa hat einer Beendigung ihres Arbeitsverhältnisses zugestimmt. Dr. Burkhardt zahlt ihr dafür zwei Monatsgehälter. Christa ist sich sicher, dass sie vom ersten Tag ihrer Arbeitslosigkeit an Arbeitslosengeld erhält.

☐ c) Miray zieht mit ihrem Mann in eine andere Stadt. Sie möchte ihr Arbeitsverhältnis am 28.02. beenden. Sie kündigt ihr Arbeitsverhältnis am 31.01.

☐ d) Miray übergibt Frau Dr. Özdemir die Kündigung schriftlich und lässt sich von ihr den Empfang der Kündigung schriftlich bestätigen.

☐ e) Melisa ist seit nunmehr acht Jahren in der Zahnarztpraxis von Herrn Dr. Franzen tätig. Da die Praxis nicht mehr gut läuft, kündigt Herr Dr. Franzen Melisa zum 31.03.
Er überreicht ihr die Kündigung unter Beachtung der Kündigungsfrist von vier Wochen am 03.03.

☐ f) Carolin arbeitet in einem MVZ mit 25 angestellten Medizinischen Fachangestellten. Sie erhält eine fristlose Kündigung, da sie wiederholt zu spät gekommen ist. Eine Abmahnung hatte sie zuvor nicht erhalten.

6 Wo ist der Urlaubsanspruch einer ZFA geregelt?

a) ....

b) ....

c) ....

....

7 Wie hoch ist der Urlaubsanspruch einer ZFA,

a) bei Gültigkeit des Tarifvertrags? ....

....

....

b) nach Bundesurlaubsgesetz? ....

14 Arbeitsgerichtsbarkeit

1 Die Lösung von Konflikten am Arbeitsplatz erfolgt am besten durch Gespräche. Zuvor sollte man verschiedene Gesichtspunkte eines Konflikts betrachten.
Setzen Sie hinter den folgenden Stichpunkten die notwendigen Vorüberlegungen zur Lösung eines Konflikts ein.

a) Wahrnehmung: ....

....

b) Konfliktsignale: ....

....

c) Verstehen des Gegenübers: ....

....

....

2 Bringen Sie den Ablauf von Maßnahmen, die für eine Lösung eines Konflikts am Arbeitsplatz zur Verfügung stehen, in die richtige Reihenfolge.
Setzen Sie hierzu die Buchstaben in die unten stehenden Kästchen.

a) Prüfung des Rechtsschutzes für eine Klage vor dem Arbeitsgericht

b) Einschalten des Ausbildungsberaters

c) Güteverfahren

d) Gespräche zur Konfliktlösung

e) Klage vor dem Arbeitsgericht

f) Urteil des Arbeitsgerichts

g) Streitverhandlung

h) Inanspruchnahme des Schlichtungsausschusses der Zahnärztekammer

Die richtige Reihenfolge ist:

(1)	(2)	(3)	(4)	(5)	(6)	(7)	(8)
☐	☐	☐	☐	☐	☐	☐	☐

3 Prüfen Sie die folgenden Aussagen zum Arbeitsgerichtsverfahren.
Kreuzen Sie die zutreffende Aussage an.

✗

- ☐ a) ZFA, die Mitglied in einem Berufsverband sind, erhalten Rechtsschutz bei Klagen vor dem Arbeitsgericht. Sie müssen dafür einen geringen Kostenbeitrag zahlen.
- ☐ b) Beim Arbeitsgericht besteht Anwaltszwang. Wer nicht in einem Verband oder in einer Gewerkschaft ist, muss sich einen Anwalt für Arbeitsrecht suchen, der ihn vor Gericht vertritt.
- ☐ c) Vor dem eigentlichen Streitverfahren findet ein Güteverfahren statt. Ziel ist eine gütliche Vereinbarung zwischen den Beteiligten.
- ☐ d) Gelingt keine Einigung, kommt es zu einer Streitverhandlung. In ihr wirken neben dem Berufsrichter ein ehrenamtlicher Richter als Vertreter der Arbeitgeber und ein ehrenamtlicher Richter als Vertreter der Arbeitnehmer mit.
- ☐ e) Am Ende fällt das Gericht ein Urteil. Gegen das Urteil hat der Unterlegene die Möglichkeit, Berufung beim Landgericht einzulegen. Dies ist aber nur möglich, wenn der Streitwert mehr als 1.000,00 EUR beträgt.

15 Sozialversicherung und Möglichkeiten der privaten Absicherung

15.1 Staatliche Sozialversicherung

1 Welche Bereiche umfasst die staatliche Sozialpolitik?

(1) ....

(2) ....

(3) ....

2 Ordnen Sie die folgenden Maßnahmen staatlicher Sozialpolitik (Aufgabe 1) diesen Bereichen zu.
Setzen Sie hierzu die entsprechende Ziffer in die Kästchen hinter den Maßnahmen.

a) Gleichstellung von Mann und Frau	....
b) Geringe Inflationsrate (Preissteigerung)	....
c) Staatliche Arbeitsmarktpolitik	....
d) Berufliche Aus-, Fort- und Weiterbildung	....
e) Zahlung von Sozialhilfe	....
f) Förderung des Wirtschaftswachstums	....
g) Gleiche Bildungschancen für alle	....
h) Förderung des Umweltschutzes	....
i) Sozialversicherung	....
j) Senkung der Arbeitslosigkeit	....

3 Die soziale Sicherung der Bürgerinnen und Bürger erfolgt über Vorsorge, Versorgung und Fürsorge. Allen drei Prinzipien liegen unterschiedliche Grundgedanken, Anspruchsberechtigungen und Finanzierungen zu Grunde.
Ordnen Sie die folgenden Aussagen entsprechend in der nachstehenden Tabelle zu.
Tragen Sie hierzu die Buchstaben vor den Aussagen in die Kästchen.

a) Ein Anspruch ergibt sich durch Beitragszahlungen.
b) Der Staat entschädigt für Leistungen, Dienste und Opfer, die vom Bürger für die Allgemeinheit erbracht wurden. Darüber hinaus hilft er benachteiligten Menschen.
c) Die Leistungen werden aus Steuermitteln aufgebracht.
d) Es erfolgt eine Absicherung bei Krankheit (Krankenversicherung), im Alter (Rentenversicherung), bei Arbeitslosigkeit (Arbeitslosenversicherung), bei Pflegebedürftigkeit (Pflegeversicherung) und bei Arbeitsunfällen (Unfallversicherung).
e) Der Staat leistet einzelnen, in Not geratenen Menschen, die über keinerlei finanzielle Unterstützung verfügen, Hilfe.
f) Zu den Leistungen zählen u. a. das Kindergeld und die Versorgung von Menschen mit Behinderung.
g) Diese Leistungen stehen im Bedarfsfall allen Einwohnern der Bundesrepublik Deutschland zu.
h) Um die Leistungen zu erbringen, werden Beiträge direkt vom Gehalt einbehalten. Der Staat leistet zusätzlich finanzielle Hilfe.
i) Man hat einen Anspruch, weil man eine bestimmte Leistung erbracht hat oder weil man benachteiligt ist.

	Vorsorge	Versorgung	Fürsorge
Grundgedanke	☐	☐ ☐	☐
Anspruchsberechtigung	☐	☐	☐
Finanzierung	☐	☐	☐

4 Neben der Absicherung durch die staatliche Sozialversicherung besteht die Notwendigkeit zu einer privaten Vorsorge (Individualversicherungen). Beide Versicherungsarten unterscheiden sich hinsichtlich des Grundgedankens, der Rechtsgrundlage, der Prämienhöhe und der Leistungen.
Prüfen Sie hierzu die folgenden Aussagen. Leider haben sich dabei fehlerhafte Aussagen eingeschlichen. Kreuzen Sie diese an.

☐ a) Der Grundgedanke bei der Sozialversicherung ist die gemeinschaftliche Vorsorge, bei der privaten Vorsorge erfolgt eine auf die jeweilige Person abgestimmte Vorsorge (individuelle Vorsorge).

☐ b) Jeder Arbeitnehmer, der ein sozialversicherungsplichtiges Einkommen bezieht (Arbeiter und Angestellte), zahlt die nach dem Gesetz vorgeschriebenen Beiträge zur Sozialversicherung.

☐ c) Da die Sozialversicherung nur für eine Grundversorgung der Versicherten reicht, sind diese verpflichtet, sich zusätzlich privat abzusichern.

☐ d) Die Beiträge in der Sozialversicherung richten sich nach dem sozialversicherungspflichtigem Einkommen.

☐ e) Bei den Individualversicherungen hingegen ist die Höhe der Beiträge abhängig vom Alter und Geschlecht.

☐ f) Die Leistungen in der Sozialversicherung sind gesetzlich festgelegt, bei den Individualversicherungen werden sie vertraglich vereinbart.

5 Welche Arten von Individualversicherung werden unterschieden?

(1) ....

(2) ....

(3) ....

6 Ordnen Sie die folgenden Versicherungen einer der obigen Versicherungsarten zu.
Tragen Sie hierzu in die Kästchen entweder eine 1, eine 2 oder eine 3 ein.

a) Hausratversicherung	....
b) Lebensversicherung	....
c) Rechtsschutzversicherung	....
d) Private Unfallversicherung	....
e) Haftpflichtversicherung	....
f) Private Krankenversicherung	....

15.2 Grundzüge der Sozialversicherung

1 Welche Versicherungen gehören zur gesetzlichen Sozialversicherung?

(1) ....

(2) ....

(3) ....

(4) ....

(5) ....

2 Ordnen Sie den oben genannten Versicherungen den Namen der Versicherung zu, bei der Sie seit Beginn Ihrer Ausbildung versichert sind.

(1) ....

(2) ....

(3) ....

(4) ....

(5) ....

3 In der Sozialversicherung gilt das Prinzip der Versicherungspflicht, der Beitragsfinanzierung, der Solidarität, der Äquivalenz und Selbstverwaltung.
Prüfen Sie die folgenden Aussagen zu diesen Prinzipien.
Kreuzen Sie die richtigen Aussagen an.

✗ ☐ a) In der Bundesrepublik Deutschland sind alle Arbeitnehmer in der Sozialversicherung pflichtversichert.

☐ b) Die Beiträge zu den einzelnen Zweigen der Sozialversicherung tragen Arbeitnehmer und Arbeitgeber zu gleichen Teilen. Nur in der Pflegeversicherung müssen kinderlose Arbeitnehmer, die älter als 23 sind, einen Zusatzbeitrag zahlen. Weiterhin müssen die Arbeitnehmer den Zusatzbeitrag ihrer Krankenversicherung allein bezahlen.

☐ c) Den Beitrag zur gesetzlichen Unfallversicherung (in Arztpraxen die Berufsgenossenschaft für Gesundheitsdienst und Wohlfahrtspflege) zahlt der Arbeitnehmer allein.

☐ d) Das Solidaritätsprinzip besagt, dass beispielsweise Versicherte in der gesetzlichen Kranken- und Pflegeversicherung unterschiedliche Beiträge zahlen. Trotzdem erhalten sie die gleichen Leistungen.

☐ e) Das Äquivalenzprinzip gilt, wenn es um Zahlungen von Geldleistungen geht, z. B. Zahlung von Rente. Die Höhe der Rente ist abhängig von der Höhe der gezahlten Beiträge und von der Anzahl der Jahre, in denen Beiträge gezahlt wurden.

☐ f) In die Selbstverwaltungsorgane der Sozialversicherung kann sich im Rahmen der Sozialwahlen jeder Arbeitnehmer und Arbeitgeber wählen lassen

15.3 Gesetzliche Krankenversicherung

1 Prüfen Sie die folgenden Aussagen zu den Grundlagen der Krankenversicherung. Kreuzen Sie die richtigen Antworten an.

✗ ☐ a) Die Krankenversicherung als Risikogemeinschaft hat die Aufgabe die Gesundheit der Versicherten zu erhalten, wiederherzustellen oder ihren Gesundheitszustand zu verbessern.

☐ b) Dies umfasst auch eine Förderung der Verantwortung der GKV für die Versicherten.

☐ c) Die Versicherten sind für ihre Gesundheit mitverantwortlich.

☐ d) Die Versicherten sollen durch eine gesunde Lebensführung, durch Beteiligung an Vorsorgemaßnahmen sowie durch eine von den Kassen angeleitete Mitwirkung an der Krankenbehandlung dazu beitragen, Krankheit und Behinderung zu vermeiden.

☐ e) Alle Einwohner der Bundesrepublik Deutschland sind verpflichtet, sich zur Absicherung im Krankheitsfall in der gesetzlichen Krankenversicherung zu versichern.

☐ f) Grundlage für die gesetzliche Krankenversicherung ist das Fünfte Buch des Sozialgesetzbuchs, das SGB V.

2 In der folgenden Aufzählung der Versicherungspflichtigen in der GKV ist eine Berufsgruppe geraten, die nicht dazu gehört. Kreuzen Sie diese an.

✗ ☐ a) Arbeiter, Angestellte, Auszubildende

☐ b) Rentner, die während ihrer Erwerbstätigkeit gesetzlich krankenversichert waren

☐ c) Empfänger von Arbeitslosengeld

☐ d) Beamte

☐ e) Landwirte und ihre mitarbeitenden Familienangehörigen

☐ f) Menschen mit Behinderungen, die in anerkannten Werkstätten tätig sind

3 Sie möchten als Auszubildende die Krankenkasse wechseln.
Unter welchen Voraussetzungen ist das möglich?

....

....

....

....

....

4 Defne ist Auszubildende im ersten Lehrjahr. Sie ist bei der Barmer Ersatzkasse krankenversichert. Diese erhebt einen Zusatzbeitrag von 1,5 %. Ihr monatliches Gehalt beträgt 965,00 EUR.

a) Wie hoch ist der allgemeine Beitragssatz in der gesetzlichen Krankenversicherung?

allgemeiner Beitragssatz: ....

b) Wie hoch ist Defnes Beitrag zur gesetzlichen Krankenversicherung in Euro, der ihr vom Gehalt abgezogen wird?

Tragen Sie den Lösungsweg ein!

Krankenversicherungsbeitrag: ....

....

5 Die folgenden Aussagen beziehen sich auf die Beitragsbemessungs- und die Beitragspflichtgrenze in der gesetzlichen Krankenversicherung.
Kreuzen Sie die **nicht** zutreffende Aussage an.

✗

☐ a) Die Beitragsbemessungsgrenzen in den einzelnen Zweigen der Sozialversicherung werden jährlich neu festgelegt.

☐ b) Hat ein Versicherter ein Monatsgehalt, das über der Beitragsbemessungsgrenze liegt, wird der Krankenkassenbeitrag von der Beitragsbemessungsgrenze berechnet.

☐ c) Die Versicherungspflichtgrenze ist die Einkommensgrenze, bis zu der Arbeitnehmer in der gesetzlichen Krankenversicherung pflichtversichert sind.

☐ d) Überschreitet ein Versicherter mit seinem Gehalt die Beitragspflichtgrenze, muss er in eine private Krankenversicherung wechseln.

☐ e) Der Betrag der Versicherungspflichtgrenze liegt über dem Betrag der Beitragsbemessungsgrenze.

6 Bei den Leistungen der gesetzlichen Krankenversicherung unterscheidet man vier große Bereiche. Setzen Sie diese hier ein.

(1) ....

(2) ....

(3) ....

(4) ....

7 Ordnen Sie die folgenden Leistungen einem der vier Bereiche zu.
Setzen Sie hierzu die entsprechende Ziffer aus Aufgabe 6 in die Kästchen.

a) Hebammenhilfe	....
b) Übernahme der Kosten für verschreibungspflichtige Arzneimittel	....
c) Impfungen	....
d) Übernahme der Kosten für häusliche Krankenpflege	....
e) Check-up	....
f) Ambulante Behandlung	....
g) Stationäre Entbindung	....
h) Selbsthilfegruppen zur Prävention bzw. zur Rehabilitation	....
i) Krankenhausbehandlung	....
j) Krebsfrüherkennung	....
k) Krankengeld	....
l) Mutterschaftsgeld	....
m) U-Untersuchungen	....

8 Defne erhält eine monatliche Ausbildungsvergütung von 965,00 EUR (siehe Aufgabe 4). Außerdem bekommt sie von ihrem Ausbilder am 1. Dezember eine Sonderzahlung von 650,00 EUR. Defne ist chronisch krank und benötigt regelmäßig Medikamente. Bei jeder Verordnung sind Zuzahlungen fällig.

a) Wie hoch ist in ihrem Fall die Belastungsobergrenze für die Zuzahlungen?
Setzen Sie Ihre Ergebnisse bei den folgenden Vorgaben zum Lösungsweg ein.

Jahreseinkommen von Defne: ....

Belastungsgrenze in Prozent: ....

Belastungsgrenze in Euro: ....

b) Was muss Defne tun, wenn ihre Zuzahlungen schon im März die Zuzahlungsgrenze erreicht haben.

....

....

....

....

15.4 Gesetzliche Pflegeversicherung

1 Prüfen Sie die folgenden Aussagen zur Pflegeversicherung. Einige Aussagen sind fehlerhaft. Kreuzen Sie die falschen Aussagen an.

✗

☐ a) Die Pflegeversicherung unterstützt finanziell die häusliche wie auch die stationäre Pflege von pflegebedürftigen Personen.

☐ b) Jeder gesetzlich Krankenversicherte ist automatisch in der sozialen Pflegeversicherung. Jeder privat Krankenversicherte muss eine private Pflegeversicherung abschließen.

☐ c) Der Beitrag zur gesetzlichen Pflegeversicherung wird je zur Hälfte vom Arbeitnehmer und Arbeitgeber getragen. Kinderlose Arbeitnehmer zahlen ab dem vollendeten 25. Lebensjahr einen Zusatzbeitrag.

- ☐ d) Pflegeleistungen werden in Abhängigkeit von der Pflegebedürftigkeit gewährt.
- ☐ e) Die Pflegebedürftigkeit wird durch den Medizinischen Dienst der Krankenkassen (MDK) geprüft.
- ☐ f) Der Umfang der Pflegeleistungen wird nach Pflegestufen bestimmt. Es gibt drei Pflegestufen.

2 Sarahs Opa ist auf häusliche Pflege angewiesen.
Zwischen welchen Formen der Pflege kann Sarahs Opa in diesem Falle wählen?

(1) ....

....

(2) ....

....

(3) ....

....

3 Was ist zu tun, wenn aufgrund des Zustands einer pflegebedürftigen Person eine häusliche oder teilstationäre Pflege nicht mehr möglich ist?

....

....

15.5 Gesetzliche Unfallversicherung

1 Prüfen Sie die folgenden Aussagen zur gesetzlichen Unfallversicherung.
Kreuzen Sie die zutreffenden Aussagen an.

- X ☐ a) Eine Aufgabe der Unfallversicherung ist es, Unfälle in allen Lebensbereichen zu verhüten (Prävention).
- ☐ b) Bei Arbeitsunfällen bietet die BG Leistungen zur Wiederherstellung der Gesundheit und Leistungsfähigkeit der Versicherten.
- ☐ c) Ist der Versicherte erwerbsunfähig oder stirbt er, leistet die BG Entschädigung durch Sachleistungen.
- ☐ d) Neben allen Arbeitern und Angestellten sind u. a. Kinder, Schüler, Studenten, Lebensretter und Beamte in der gesetzlichen Unfallversicherung versichert.
- ☐ e) Die Beiträge werden vom Arbeitgeber und Arbeitnehmer je zur Hälfte getragen.
- ☐ f) Die Unfallversicherungen erbringt Leistungen bei einem Arbeitsunfall, einem Wegeunfall und bei Berufskrankheit.

2 Prüfen Sie bei den folgenden Fällen, ob ein Versicherungsschutz durch die gesetzliche Unfallversicherung besteht.
Kreuzen Sie die Aussagen an, bei denen eine Leistungspflicht der BG besteht.

- X ☐ a) Meryem muss aufgrund von Hautproblemen, die während der Ausbildung durch die Arbeit mit bestimmten Stoffen auftraten, den Beruf wechseln. Sie schult um. Während der Umschulung erhält sie finanzielle Unterstützung von der BG.

☐ b) Alessia wirft auf dem Weg von der Zahnarztpraxis nach Hause bei ihrer Freundin eine Einladungskarte in den Briefkasten. Hierzu musste sie einen Umweg machen. Vor der Haustür ihrer Freundin stolpert sie und fällt. Am Knie hat sie einen Bluterguss, der behandelt werden muss.

☐ c) Lisa sieht, wie ein Auto einen Radfahrer anfährt und verletzt. Passanten kümmern sich um den verletzten Radfahrer. Lisa sichert die Unfallstelle und zieht das Fahrrad von der Fahrbahn. Dabei schneidet sie sich am Schutzblech. Die Wunde an der Hand muss genäht werden.

☐ d) Meryems Freund möchte studieren. In den Ferien besucht er aus Interesse die Universität in seiner Stadt. Dabei rutscht er auf einer Stufe aus und bricht sich das Schlüsselbein.

☐ e) Daphne hat von ihrem Arzt geraten bekommen, Schwimmen zu gehen. Im Schwimmbad erleidet sie bei einem Sturz eine Prellung, die behandelt wird.

☐ f) Fatmas Mann ist bei der Feuerwehr. Bei einem Rettungseinsatz wird er schwer verletzt. Nach einem dreiwöchigen Krankenhausaufenthalt wird er weiter ambulant behandelt. Insgesamt ist er acht Wochen arbeitsunfähig.

☐ g) Deliahs Sohn ist im Kindergarten von der Schaukel gefallen. In seiner Hose ist ein Riss.

3 Welche Leistungen muss die Berufsgenossenschaft in den von Ihnen angekreuzten Fällen übernehmen?
Kreuzen Sie die in Frage kommenden Leistungen an.

✗ ☐ a) Heilbehandlung

☐ b) Verletztengeld

☐ c) Leistungen zur Teilhabe am Arbeitsleben

☐ d) Übergangsgeld

☐ e) Leistungen zur Teilhabe am Leben in der Gemeinschaft und ergänzende Leistungen

☐ a) Leistungen bei Pflegebedürftigkeit

☐ b) Renten an Versicherte

☐ c) Leistungen an Hinterbliebene

15.6 Gesetzliche Rentenversicherung

1 Prüfen Sie die folgenden Aussagen zu Versicherten, Trägern und Finanzierung der gesetzlichen Rentenversicherung.
Kreuzen Sie die zutreffende Aussage an.

✗ ☐ a) Die größten Gruppen der gesetzlich Versicherten sind Arbeiter und Angestellte, Auszubildende und alle Selbstständigen.

☐ b) Träger der Versicherung sind die Landesversicherungsanstalten, z. B. die Rentenversicherung Bayern.

☐ c) Finanziert werden die Renten überwiegend durch die Beiträge der Versicherungspflichtigen. Arbeitgeber und Arbeitnehmer tragen den Beitrag je zur Hälfte.

☐ d) Der Beitragsanteil des Arbeitnehmers und der Beitragsanteil des Arbeitgebers ergeben den Pflichtbeitrag. Dieser wird vom Arbeitgeber direkt an die Rentenversicherungsanstalt überwiesen.

☐ e) Die Beitragshöhe richtet sich grundsätzlich nach dem Arbeitsverdienst, egal wie niedrig oder hoch dieser auch ist.

☐ f) Da die Beitragseinnahmen für die Finanzierung der Ausgaben der Rentenversicherung nicht ausreichen, wird zusätzlich eine Rentensteuer bei den freiwillig Versicherten erhoben.

2 „Die Rentenversicherung finanziert sich im Umlageverfahren".
Was bedeutet Umlageverfahren? Was besagt der in diesem Zusammenhang genannte Begriff „Generationenvertrag"?

Umlageverfahren: ....

....

....

Generationenvertrag: ....

....

3 Was sind die Voraussetzungen, damit der Generationenvertrag funktioniert?
Welche Probleme treten auf, wenn die Voraussetzungen nicht mehr gegeben sind?

....

....

....

4 Ordnen Sie die folgenden Aufzählungen zum Renteneintrittsalter der entsprechenden Rentenart zu. Setzen Sie hierzu die entsprechende Ziffer in das Kästchen.

(1) Das Rentenalter liegt nach 35 Beitragsjahren bei 67 Jahren. Die Versicherten können aber eher, frühestens jedoch mit 63, in Rente gehen. Für jedes Jahr, das sie eher in Rente gehen, müssen sie Abschläge in Kauf nehmen (maximal 14,4 %).

(2) Die Altersgrenze beträgt 67 Jahre.

(3) Das Renteneintrittsalter beträgt 65 Jahre. 35 Beitragsjahre sind nachzuweisen.

(4) Diese Versicherten können mit 65 in Rente gehen, wenn sie 45 Beitragsjahre nachweisen.

☐ a) Regelaltersrente

☐ b) Altersrente für langjährige Versicherte

☐ c) Altersrente für besonders langjährige Versicherte

☐ d) Altersrente für Schwerbehinderte

15.7 Arbeitsförderung – Arbeitslosenversicherung

1 Prüfen Sie die folgenden Aussagen.
Leider haben sich wieder einige Fehler eingeschlichen. Kreuzen Sie die Aussagen **mit Fehlern** an.

✗

- ☐ a) Die Arbeitsförderung der Bundesagentur für Arbeit soll dazu beitragen, dass ein hoher Beschäftigungsgrad erreicht wird, Arbeitslosigkeit vermieden wird und bei Arbeitslosigkeit deren Dauer möglichst verkürzt wird.
- ☐ b) Alle Arbeitssuchenden, Arbeiter, Angestellten und Auszubildende sind in der gesetzlichen Arbeitslosenversicherung pflichtversichert.
- ☐ c) Die Beiträge tragen Arbeitnehmer und Arbeitgeber je zur Hälfte.
- ☐ d) Der entsprechende Prozentsatz zur Arbeitslosenversicherung wird beim Arbeitnehmer direkt vom Bruttolohn einbehalten.
- ☐ e) Wird ein Versicherter arbeitslos, erhält er unbegrenzt Arbeitslosengeld, bis er eine neue Arbeit gefunden hat.
- ☐ f) Läuft die Zahlung des Arbeitslosengeldes aus, erhält der Versicherte unter bestimmten Voraussetzungen die Grundsicherung für Arbeitssuchende (Bürgergeld).

2 Nadine arbeitet seit fünf Jahren in einer Zahnarztpraxis. Aufgrund rückläufiger Patientenzahlen sieht sich der Praxisinhaber gezwungen, Nadine zu entlassen.
Welche Voraussetzungen muss Nadine erfüllen, um Arbeitslosengeld zu erhalten?

(1) ....

....

(2) ....

(3) ....

3 Ordnen Sie die folgenden Aussagen dem

- Arbeitslosengeld (1)
- Bürgergeld (2)

zu. Setzen Sie hierzu die Nummer in das Kästchen hinter den Aussagen.

a) Vor der Bewilligung wird geprüft, ob und in welcher Höhe Vermögen vorhanden ist.	....
b) Die Höhe der Bezüge entspricht dem jeweils gültigen Regelsatz.	....
c) Die Dauer des Bezugs hängt vom Alter und der Länge der versicherungspflichtigen Beschäftigung ab.	....
d) Zusätzlich werden in angemessenem Umfang Kosten für Unterkunft und Heizung gezahlt.	....
e) Die Höhe der Bezüge entspricht ca. 60 % des letzten Nettogehalts.	....
f) Die Bezüge werden an Erwerbsfähige gezahlt, meist im Anschluss an das Arbeitslosengeld. Sie sind jedoch keine Hilfe von Dauer. Aufgrund eines Kooperationsplanes wird eine Strategie zur Wiedereingliederung in den Arbeitsmarkt entwickelt.	....
g) Eine Voraussetzung für die Zahlung ist, dass die Regelanwartschaftszeit erfüllt ist.	....
h) Im Kooperationsplan werden auch Mitwirkungspflichten des Arbeitslosen vereinbart. Hierzu gehören Eigenbemühungen, die Teilnahme an Maßnahmen und Bewerbungen auf Vermittlungsvorschläge des Jobcenters.	....

15.8 Versorgungs- und Fürsorgeleistungen des Staates

1 Entscheiden Sie bei den folgenden Leistungen, ob es sich um

- Versicherungsleistungen (1)
- Versorgungsleistungen (2)
- Fürsorgeleistungen (3)

handelt. Setzen Sie die entsprechende Ziffer in das Kästchen hinter den Leistungen.

a) Kindergeld	....
b) Hinterbliebenenrente	....
c) Krankengeld	....
d) Wohngeld	....
e) Elterngeld	....
f) Arbeitslosengeld	....
g) Bürgergeld	....
h) Verletztengeld	....
i) Sozialhilfe	....

2 Prüfen Sie die folgenden Aussagen zu den Versorgungs- und Fürsorgeleistungen. Kreuzen Sie die richtigen Aussagen an.

✗

☐ a) Zu den Versorgungsleistungen gehören die vom Staat gezahlten Leistungen für Bürger, die entweder Opfer oder besondere Leistungen für die Gemeinschaft erbracht haben.

☐ b) Die Versorgungsleistungen werden aus Beiträgen finanziert.

☐ c) Die staatlichen Fürsorgeleistungen umfassen staatliche Hilfen für alle bedürftigen Einwohner der Bundesrepublik Deutschland.

☐ d) Das Bürgergeld wird an die Bürger gezahlt, die aufgrund einer vollen Erwerbsminderung arbeitslos geworden sind.

☐ e) Die Sozialhilfe sichert die Existenz nicht erwerbsfähiger Personen, die ihren Bedarf nicht aus eigener Kraft bestreiten können.

☐ f) Bevor Sozialhilfe gewährt wird, prüft das Sozialamt einzig und allein, über welche Einkünfte und welches Vermögen der Antragsteller verfügt.

☐ g) Die Grundsicherung im Alter erhalten bedürftige Personen, die das Renteneintrittsalter überschritten haben. Es wird aber geprüft, ob unterhaltspflichtige Verwandte vorhanden sind.

☐ h Die Grundsicherung wegen Erwerbsminderung erhalten bedürftige Personen ab dem 18. Lebensjahr, die dauerhaft voll erwerbsgemindert sind.

15.9 Möglichkeiten der privaten Absicherung

1. Setzen Sie Ihre Lösungen zum Versicherungsvertrag in das folgende Schema ein.

a) Wie kommt ein Versicherungsvertrag zustande?

b) Welche Pflichten hat der Versicherungsnehmer, welche Pflichten übernimmt die Versicherung?

Lösung zu a) ....

....

....

....

Lösung zu b)

Pflichten der Versicherung:

....

....

Pflichten des Versicherungsnehmers:

....

....

2. Welche drei Versicherungsarten werden bei den Vertragsversicherungen unterschieden?

(1) ....

(2) ....

(3) ....

3. Ordnen Sie den hier aufgezählten Versicherungen die entsprechende Versicherungsart zu. Setzen Sie hierzu die entsprechende Nummer in die zugehörigen Kästchen.

a) Hausratversicherung	....
b) Private Unfallversicherung	....
c) Lebensversicherung	....
d) Haftpflichtversicherung	....
e) Private Krankenversicherung	....
f) Rechtsschutzversicherung	....
g) Berufsunfähigkeitsversicherung	....

4. Welche dieser Versicherungen sollte eine Zahnmedizinische Fachangestellte abgeschlossen haben, die in ihrer eigenen Wohnung lebt?

....

....

....

....

5 Welche Angebote der privaten Krankenversicherungen nehmen oft auch gesetzlich Krankenversicherte wahr?

....

....

....

....

16 Private Alterssicherung

1 Prüfen Sie die folgenden Aussagen zur privaten Alterssicherung. Kreuzen Sie die richtigen Aussagen an.

✗ ☐ a) Die Renten reichen zukünftig nur zur Absicherung eines bescheidenen Lebensstandards. Daher sind alle angestellten ZFA verpflichtet, für ihre private Altersversorgung zu sorgen.

☐ b) Die private Altersversorgung ist im „Tarifvertrag zur betrieblichen Altersversorgung und Entgeltumwandlung“ geregelt. Diese Regelungen gelten für alle Arbeitsverträge mit Tarifbindung.

☐ c) In diesem Tarifvertrag ist ein jährlicher Arbeitgeberbeitrag festgelegt, den der Arbeitgeber für die ZFA zur privaten Alterssicherung an eine Pensionskasse zahlt.

☐ d) Zusätzlich muss die ZFA durch Entgeltumwandlung auf mindestens 50,00 EUR ihres Monatsgehalts verzichten, die ebenfalls zur Alterssicherung angelegt werden. Höhere Beiträge sind möglich.

☐ e) Auf den Betrag, den die ZFA durch Entgeltumwandlung zur Altersvorsorge anlegt, zahlt der Arbeitgeber einen Zuschuss von 15 %.

☐ f) Die ZFA hat aufgrund ihrer Beiträge einen Anspruch auf die vereinbarte Altersversorgung. Entsprechend der Höhe ihrer Beiträge, die sie über viele Jahre an die Pensionskasse gezahlt hat, erhält sie ab einem vereinbarten Alter eine Betriebsrente.

2 So sinnvoll und gut die tarifvertraglichen Regelungen zur Alterssicherung auch sind, viele ZFA haben einen Arbeitsvertrag, für den die tariflichen Bestimmungen nicht gelten. Der Gesetzgeber möchte aber, dass möglichst jeder Arbeitnehmer privat für seine Alterssicherung sorgt. Er hat daher gesetzliche Regelungen zur Alterssicherung erlassen.

a) Wie kann eine ZFA mit einem Arbeitsvertrag ohne Tarifbindung ihr Recht auf private Altersvorsorge geltend machen?

....

....

....

b) Welchen Zuschuss muss der Zahnarzt als Arbeitgeber in diesem Fall leisten?

....

....

c) Welchen Vorteil bietet die private Altersvorsorge bei der monatlichen Gehaltsabrechnung?

....

....

17 Gehaltsabrechnung

1 Tragen Sie in der Tabelle ein, in welche Steuerklasse die Arbeitnehmenden in den folgenden Fällen eingruppiert werden.

	Steuerklasse
Miray hat ein Gehalt von 2.349,45 EUR. Ihr Mann Tarik verdient 2.562,48 EUR. Steuerklasse Miray: Steuerklasse Tarik:	
Laura, nicht verheiratet, Auszubildende	
Anne, geschieden, ein Kind, ist als ZFA angestellt.	
Francesca verdient monatlich als ZFA 2.633,50 EUR. Ihr Mann Daniele studiert noch. Er hat an der Hochschule eine Teilzeitarbeit und verdient 810,00 EUR. Steuerklasse Francesca: Steuerklasse Daniele:	
Federica arbeitet mit dem Einverständnis ihres Chefs am Wochenende im Eiscafé ihrer Tante. Sie erhält 640,00 EUR.	

2 Fatma, 21 Jahre alt, hat ihre Ausbildung beendet. In ihrem Arbeitsvertrag mit Frau Dr. Öztürk ist festgelegt, dass ihr Bruttogehalt 2.368,00 EUR beträgt. Weiterhin erhält sie den Arbeitgeberbeitrag zur betrieblichen Altersversorgung von 45,00 EUR. Sie selbst zahlt für ihre Altersvorsorge 100,00 EUR (Entgeltumwandlung). Der Arbeitgeberzuschuss hierzu beträgt 20,00 EUR.

a) Berechnen Sie das sozial- und steuerpflichtige Bruttogehalt von Fatma.

Bruttogehalt: ....
+ AG-Beitrag betriebl. Altersvorsorge: ....
+ AG-Zuschuss Entgeltumwandlung: ....
Bruttogehalt mit AG-Anteil
betriebliche Altersvorsorge: ....
– AG-Anteil betriebl. Altersvorsorge: ....
– Entgeltumwandlung: ....
sozial- und steuerpflichtiges Bruttogehalt: ....

b) Berechnen Sie die Beiträge zur Rentenversicherung, Arbeitslosenversicherung, Krankenversicherung und Pflegeversicherung. Legen Sie die aktuellen Beitragssätze zugrunde. Der Zusatzbeitrag in ihrer Krankenversicherung beträgt 1,4 %.

Stand 2024:

Rentenversicherung: ....

Arbeitslosenversicherung: ....

Krankenversicherung: ....

Pflegeversicherung: ....

3 Prüfen Sie die folgenden Aussagen. Kreuzen Sie die zutreffende Aussage an.

✗

- ☐ a) Vom monatlichen Bruttogehalt behält der Arbeitgeber die Lohn- und Kirchensteuer ein. Er überweist diese Beträge mit den Beiträgen zur Sozialversicherung an die Krankenkasse. Diese leitet die einzelnen Beträge dann weiter.
- ☐ b) Die Höhe der Lohnsteuer ist abhängig von der Höhe des Bruttogehalts einschließlich der Beträge zur betrieblichen Altersvorsorge.
- ☐ c) Um die Lohnsteuer und Kirchensteuer richtig zu berechnen, benötigt der Arbeitgeber die steuerrelevanten Informationen wie Steuerklasse, eventuelle Freibeträge usw.
- ☐ d) Am Ende des Jahres erhält der Arbeitnehmer vom Arbeitgeber eine Jahreslohnsteuerbescheinigung. Sie ist Grundlage für die Einkommensteuererklärung, die jeder Arbeitnehmer erstellen muss.
- ☐ e) Kirchensteuer zahlen Arbeitnehmer, wenn sie Mitglied in einer Religionsgemeinschaft sind. Diese legt die Höhe der Beiträge fest.

18 Kommunikationstechniken

1 Prüfen Sie die folgenden Aussagen zur praxisinternen Kommunikation.
Kreuzen Sie die zutreffende Aussage an.

✗

- ☐ a) Lautsprecheranlagen dienen u. a. zu Durchsagen in das Wartezimmer. Sie ermöglichen nur eine einseitige Kommunikation.
- ☐ b) Bei Wechselsprechanlagen können die Teilnehmenden wie bei einem Telefongespräch sprechen und antworten.
- ☐ c) Bei Gegensprechanlagen kann, während ein Teilnehmer spricht, der andere nur die Nachricht empfangen. Will er antworten, muss auf „Senden“ umgeschaltet werden.
- ☐ d) Gegensprechanlagen erlauben daher auch nur eine einseitige Kommunikation.
- ☐ e) Für die praxisinterne Kommunikation können auch die Nebenstellen des Telefons genutzt werden. Über die Telefonzentrale wird man mit der entsprechenden Nebenstelle verbunden.

2 Das Telefon ist eine unentbehrliche Einrichtung zur Kommunikation. Wichtig ist dabei die Erreichbarkeit der Zahnarztpraxis.

a) Welche Möglichkeiten können den Patientinnen und Patienten geboten werden, wenn ein Anruf nicht sofort angenommen werden kann?

(1) ....

....

(2) ....

....

b) Welche Wahlmenüs bieten manche Zahnarztpraxen ihren Patienten, die in der Praxis anrufen?

(1) ....

(2) ....

(3) ....

3

Bei der Kommunikation in der Praxis und bei der Nutzung der Telekommunikation ist sicherzustellen, dass kein anderer Patient mithört. Bei der Nutzung des Internets darf kein Unbefugter auf die Patientendaten zugreifen können. Daher sind in der Praxis entsprechende Maßnahmen

- (1) am Praxisempfang,
- (2) im Computersystem
- (3) bei Nutzung des Internets

umzusetzen, die den Datenschutz gewährleisten.
Ordnen Sie die hier aufgezählten Maßnahmen den oben genannten Bereichen zu.
Setzen Sie hierzu die entsprechende Ziffer in die Kästchen hinter den genannten Maßnahmen.

a) Antivirenprogramm	....	....
b) Diskretionszone	....	....
c) Bildschirmschoner	....	....
d) Zugangssicherung durch Passwort	....	....
e) Firewall	....	....
f) Keine Einsichtsmöglichkeit auf Bildschirme durch Fremde	....	....
g) Verschlüsselte Übermittlung von Daten	....	....

4

Lesen Sie den folgenden Text zum Internet.

Das Internet – Fluch oder Segen?

Ständig verkünden Freunde des Internets die wunderbaren und erstaunlichen Vorteile der digitalen Welt. Unternehmen und Praxen preisen die Vorteile einer Homepage, Nutzer jubilieren, dass keine Frage offen bleibt, Dienstleister weisen darauf hin, dass sie rund um die Uhr da sind und die Freunde des digitalen Austausches von Informationen und Meinungen freuen sich über die entsprechenden Foren.
Und doch mischt sich auf einmal in diese Lobpreisungen des Internet Skepsis, ja teilweise Angst. Sind die Informationen alle wahr oder werden wir durch schrille und reißerische Überschriften und Texte in die Irre geleitet? Ist dieser Umgang miteinander, diese Pöbelei in den Foren noch ertragbar? Werden wir dank auf uns zu geschnittener Werbung zu Einkäufen verführt? Welche Daten sammeln die Unternehmen über uns? Hört ein Sprachassistent wie Alexa nicht gleich mit?

Erstellen Sie mithilfe des Textes eine Aufzählung mit den Vor- und Nachteilen des Internets.

Vorteile

....

....

....

....

Nachteile

....

....

....

....

....

....

Lernfeld 2:
Patienten empfangen und begleiten

1 Praxismarketing

1 Sie finden unten eine Aufzählung von Maßnahmen des Praxismarketings.
Ordnen Sie diese Maßnahmen den folgenden Bereichen zu:

- Internes Praxismarketing (1)
- Externes Praxismarketing (2)
- Mediales Praxismarketing (3)

Setzen Sie hierzu die entsprechende Ziffer in die Kästchen.

a) Nachrichten versenden an den Patienten per E-Mail oder SMS	....
b) Flyer mit Informationen über mögliche Behandlungen, Zahngesundheitsvorsorge, modernen Zahnersatz usw.	....
c) Fortbildungen von Zahnarzt und Mitarbeiter	....
d) Vorträge des Zahnarztes in einem Jugendzentrum zu Maßnahmen zur Erhaltung der Zahngesundheit	....
e) Personalbesprechung zum Thema „Weiterentwicklung des Qualitätsmanagements“	....
f) Überarbeitung der Praxishomepage	....

2 Zu einem erfolgreichen Praxismarketing gehört es, dass die Zahnarztpraxis auf die Patienten und Patientinnen einen unverwechselbaren Gesamteindruck (Corporate Identity) macht. Um dies zu erreichen, bedarf es Corporate Behaviour, Corporate Communication und Corporate Design.
Erläutern Sie kurz diese drei Begriffe in den folgenden Zeilen.

Corporate Behaviour: ....

....

....

....

Corporate Communication: ....

....

....

....

....

Corporate Design: ....

....

3 Prüfen Sie die folgende Aufzählung von Maßnahmen des Praxismarketings.
Dabei sind einige Maßnahmen, die nach der Berufsordnung für Zahnärzte nicht erlaubt sind.
Kreuzen Sie diese an.

✗

- ☐ a) Der Zahnarzt informiert auf seiner Homepage über das Leistungsangebot der Praxis und nennt Schwerpunkte und Spezialisierungen.
- ☐ b) Gesondert weist er auf die von der Zahnarztpraxis durchgeführten Prophylaxemaßnamen hin.
- ☐ c) Das Praxisteam mit seinen besonderen Qualifikationen wird auf der Homepage vorgestellt.
- ☐ d) Weiterhin wird auf besondere Versorgungsleistungen, wie die Notfallsprechstunde, hingewiesen.
- ☐ e) Hinsichtlich der Therapie bei Parodontose weist der Zahnarzt darauf hin, dass seine Therapieerfolge unvergleichlich gut sind.
- ☐ f) In einem virtuellen Rundgang zeigt der Zahnarzt auf der Internetseite Bilder der Praxisräume und deren Ausstattung.
- ☐ g) In einem Bild ist eine Patientin bei einer professionellen Zahnreinigung mit einer Prophylaxe-Assistentin abgebildet.
- ☐ h) Die Praxisbroschüren mit Sachinformationen zur Zahnarztpraxis liegen im Wartezimmer aus.

2 Gestaltung des Empfangs- und Wartebereichs

1 Das Erscheinungsbild einer Zahnarztpraxis sollte insgesamt so sein, dass Patientinnen und Patienten sich wohl und willkommen fühlen. Auf dieses Bild haben Sie keinen oder nur einen geringen Einfluss.
Was können Sie tun, um den Patienten zu zeigen, dass sie in dieser Zahnarztpraxis gut aufgehoben sind.

....

....

....

2 Welche der folgenden Leistungen gehört **nicht** zu den Aufgaben des Praxisempfangs?

✗

- ☐ a) Heinrich Klinge besucht die Praxis zum ersten Mal. Nurcan lässt sich die Versichertenkarte geben und bittet Herrn Klinge, einen Anamnesebogen auszufüllen.
- ☐ b) Frau Dimitriadis ruft an und bittet um einen Termin zur Kontrolluntersuchung der Zähne.
- ☐ c) Sarah gibt bei der Behandlung von Frau Celik die Abrechnungsdaten in den Computer ein.
- ☐ d) Frau Jeske ruft an, um zu erfragen, ob ihre Zahnbrücke fertig ist. Nurcan richtet ihr aus, dass Dr. Heine zurückruft.

- ☐ e) Melanie holt Herrn Arslan aus dem Wartezimmer ab und begleitet ihn in das Behandlungszimmer.
- ☐ f) Bei Frau Celik hat die Krankenkasse einen Bericht angefordert. Nurcan erstellt nach den Vorgaben von Dr. Heine diesen Bericht.
- ☐ g) Herr Arslan erhält im Zusammenhang mit der Prophylaxe noch eine Kontrolluntersuchung. Die Behandlungsdaten werden von Nurcan auf einem Zettel vermerkt und dann zentral im Computer eingegeben.
- ☐ h) Melanie desinfiziert einen Behandlungsstuhl und ruft die Patientendaten des nächsten Patienten im Computer auf.

3 Welche Arbeiten am Empfang werden in den oben beschriebenen Praxissituationen erledigt? Tragen Sie diese auf den folgenden Linien ein:

(1) ....

(2) ....

(3) ....

(4) ....

(5) ....

(6) ....

4 Um den Datenschutz am Praxisempfang zu wahren, bedarf es einiger organisatorischer Überlegungen. Schlagen Sie für folgende Situationen Vorgehensweisen vor, die den Datenschutz bzw. die Einhaltung der Schweigepflicht gewährleisten.

Situation	Lösungsvorschlag
Ein neuer Patient muss seine Daten hinterlassen, damit Sie für ihn eine Patientenakte anlegen können.	....
Während einer kurzen Abwesenheit der ZFA wäre es Patienten möglich, sich an der Tastatur des Computers zu schaffen zu machen. Sie können auch die Daten auf dem Bildschirm lesen.	....
Herr Müller soll wegen der geplanten Implantate zu einer speziellen Untersuchung einbestellt werden. Es werden die Rahmenbedingungen für den Knochenaufbau geprüft. Herr Müller soll bei dieser Gelegenheit umfassend informiert werden.	....

3 Kommunikation mit dem Patienten und der Patientin

1 Olaf Kuhnt kommt in die Zahnarztpraxis von Dr. Heine. Melanie wendet sich dem Patienten zu. Sie blickt ihn an und fragt, mit welchem Anliegen er die Praxis aufsucht. Herr Kuhnt: „Ich habe seit gestern fürchterliche Zahnschmerzen. Selbst die vielen Schmerztabletten helfen nicht mehr. Durch deren Einnahme bin ich so matt, dass ich mich kaum auf den Beinen halten kann. Lange warten, das schaff ich nicht. Aber ich bin ja auch privat versichert." Melanie erkundigt sich, ob er, außer dass er sich matt fühlt, noch andere Beschwerden habe. Herr Kuhnt verneint.
Herr Kuhnt übermittelt Informationen auf den verschiedenen Ebenen.

a) Setzen Sie diese Ebenen im folgenden Schema ein.
b) Ordnen Sie diesen Ebenen die Informationen zu, die Herr Kuhnt von sich gibt.

Ebene 1: ....

Ebene 2: ....

Ebene 3: ....

Ebene 4: ....

2 Welche Aussage zum Aufmerksamkeitsverhalten sind richtig?
Kreuzen Sie an.

✗ ☐ a) Blickkontakt: Melanie wendet sich dem Patienten zu.

☐ b) Aufmerksame Körpersprache: Melanie erkundigt sich, ob der Patient außer Zahnschmerzen und Mattigkeit noch andere Beschwerden hat.

☐ c) Aufforderung zum Sprechen: Melanie fragt, mit welchem Anliegen der Patient die Praxis aufsucht.

☐ d) Gezielte Fragestellung: Melanie bittet um die Versichertenkarte.

☐ e) Aufmerksame Körpersprache: Da Herr Kuhnt privat versichert ist, geht sie an den Computer und ruft die Daten von Herrn Kuhnt auf.

☐ f) Aufforderung zum Sprechen: Melanie begleitet den Patienten in das Behandlungszimmer und teilt dem Patienten mit, dass Dr. Heine gleich kommt.

3 Bei der folgenden Aufzählung zu den allgemeinen Prinzipien der Kommunikation ist die Zuordnung durcheinandergeraten.
Ordnen Sie die Aussagen den Prinzipien richtig zu.

A) Verbindlichkeit	(1) Alle Patienten werden freundlich behandelt, es gibt keine Bevorzugungen.
B) Feedback	(2) Insbesondere Rücksicht auf die Intimsphäre und die Gefühle des Patienten nehmen
C) Taktgefühl	(3) Sichere und verlässliche Aussagen machen
D) Gleichberechtigung	(4) Gut strukturierte Abläufe sind in der gesamten Behandlung sichtbar. So erwarten den Patienten mit Termin kurze Wartezeiten und aufeinander abgestimmte Behandlungsabläufe. Bei unvorhergesehenen Störungen erfolgt unverzüglich eine Information.
E) Einfühlungsvermögen	(5) Insbesondere bei alters- und krankheitsbedingten Einschränkungen Hilfe anbieten

F) Hilfsbereitschaft	(6) Besonders in schwierigen Lebenssituationen des Patienten Verständnis zeigen
G) Atmosphäre	(7) Bei Konflikten und Beschwerden sollen diese möglichst durch freundliches Entgegenkommen entschärft werden.
H) Harmonie	(8) Auf alle Faktoren achten, die das Wohlfühlen beeinflussen. Ruhe und Gelassenheit auch in schwierigen Situationen ausstrahlen, Freundlichkeit und respektvollen Umgang zeigen.
I) Organisation	(9) Rückmeldung geben über die jeweilige Situation, z. B. was wird gemacht, was passiert als Nächstes.

Die richtige Zuordnung lautet:

A) .... D) .... G) ......

B) .... E) .... H) ......

C) .... F) .... I) ......

4 Behandlungsvertrag

1 Überprüfen Sie die folgenden Aussagen zum Patientenrechtegesetz.
Kreuzen Sie die richtigen Aussagen an.

✗

☐ a) Der Gesetzgeber hat mit dem Patientenrechtegesetz ein eigenes Gesetzbuch zur Regelung der Patientenrechte geschaffen.

☐ b) Die bisher in verschiedenen Gesetzesbüchern geregelten Patientenrechte sind nun alle im BGB (Bürgerliche Gesetzbuch) gebündelt.

☐ c) Die Patientinnen und Patienten kommen mit vielen Informationen zu einer möglichen Erkrankung in die Praxis. Insbesondere das Internet spielt dabei eine immer größere Rolle. Daher war es nötig, über dieses Gesetz die Rechte der Ärzte und Zahnärzte zu stärken.

☐ d) Ein Beispiel hierfür ist die Einsicht der Patienten in ihre Patientenakte. Hier kann der Zahnarzt zu einem mit dem Patienten vereinbarten Termin Auszüge aus den Akten erstellen und diese dem Patient aushändigen. Der Patient muss die Kosten für die Kopien übernehmen.

☐ e) Ziel des Patientenrechtegesetzes ist es, die Position des Patienten gegenüber Ärzten, Zahnärzten, Krankenhäusern und anderen Leistungserbringern sowie gegenüber der Krankenkasse zu stützen und zu fördern.

☐ f) So sind niedergelassene Ärzte, Zahnärzte und Krankenhäuser verpflichtet, Behandlungsfehler an die Krankenkasse zu melden.

☐ g) Die Krankenkassen zahlen dann nicht für Leistungen, bei denen Zahnärzten ein Fehler unterlaufen ist.

☐ h) Vielmehr sind die Krankenkassen in diesen Fällen verpflichtet, ein Schlichtungsverfahren einzuleiten. Ziel ist es, dem Patienten eine angemessene Entschädigung zu gewähren.

2 In der Praxis wird schon mal darüber gestritten, ob ein Behandlungsvertrag vorliegt oder nicht. Entscheiden Sie, ob in den folgenden Situationen ein Behandlungsvertrag zustande gekommen ist. Begründen Sie Ihre Entscheidung.

	Ist ein Behandlungsvertrag zustande gekommen? Ja	nein
a) Frau Cetin ruft in der Zahnarztpraxis von Herrn Dr. Heine an. Sie erhält einen Termin für Dienstag, 16.05., um 15.30 Uhr.	☐	☐

Begründung: ....

....

	Ja	nein
b) Nina, 14 Jahre alt, sucht die Praxis von Herrn Dr. Heine auf. Sie hätte seit einiger Zeit in der Schule öfter heftige Zahnschmerzen. Dr. Heine möchte sie doch bitte einmal untersuchen.	☐	☐

Begründung: ....

....

	Ja	nein
c) Frau Stinner meldet sich in der Anmeldung von Herrn Dr. Heine. Sie hat keinen Termin, möchte aber wegen ihrer Zahnschmerzen von Herrn Dr. Heine behandelt werden. Als Melanie ihr mitteilt, dass ohne Termin die Wartezeit mindestens eine Stunde beträgt, verlässt Sie die Zahnarztpraxis.	☐	☐

Begründung: ....

....

	Ja	nein
d) Herr Yildiz ruft erstmals in diesem Quartal in der Zahnarztpraxis von Herrn Dr. Heine an. Er habe große Probleme und Schmerzen an den neuen Implantaten. Sarah sieht, dass heute kein Termin mehr frei ist. Nach Rücksprache mit Dr. Heine teilt sie Herrn Yildiz mit, dass Dr. Heine bereit ist, ihn in der Mittagspause zu behandeln. Er soll in der Mittagszeit um ca. 13.30 Uhr in der Praxis erscheinen.	☐	☐

Begründung: ....

....

....

....

3 Überprüfen Sie die folgenden Aussagen zu den Hauptleistungspflichten des Zahnarztes und des Patienten beim Behandlungsvertrag. Kreuzen Sie die richtigen Antworten an.

☐ a) Mit der Übernahme der Behandlung entsteht zwischen dem Zahnarzt und dem Patienten ein Dienstvertrag. Hieraus ergeben sich Vertragspflichten sowohl für den Zahnarzt als auch für den Patienten.

☐ b) Der Zahnarzt schuldet eine ordnungsgemäße Behandlung und den Erfolg einer Heilung der Zahnerkrankung des Patienten.

☐ c) Beim Zahnersatz schuldet der Zahnarzt den Erfolg, d. h. der Zahnersatz muss mangelfrei sein. Liegt ein Mangel vor, kann der Patient Gewährleistungsrechte geltend machen.

☐ d) Zur zahnärztlichen Behandlung muss der Patient die Einwilligung geben. Nur bei dringend notwenigen Behandlungen kann der Zahnarzt auch ohne Einwilligung des Patienten behandeln. Er handelt im mutmaßlichen Interesse des Patienten.

☐ e) Beratung und Behandlung müssen dem entsprechen, was der Zahnarzt während seines Studiums erlernt hat.

☐ f) Hauptpflicht des Patienten ist das Honorar für die Behandlung zu begleichen.

☐ g) Bei Privatpatienten begleichen die Privatversicherungen für ihre Versicherten die Behandlungskosten durch Überweisung der Honorare an den Zahnarzt.

☐ h) Bei Kassenpatienten erfolgt die Honorarzahlung der gesetzlichen Krankenversicherungen über die zuständige Zahnärztekammer.

4 Erstellen Sie eine Übersicht über alle sonstigen Pflichten des Zahnarztes aus dem Behandlungsvertrag.
Tragen Sie hierzu die einzelnen Pflichten in das folgende Schema ein.

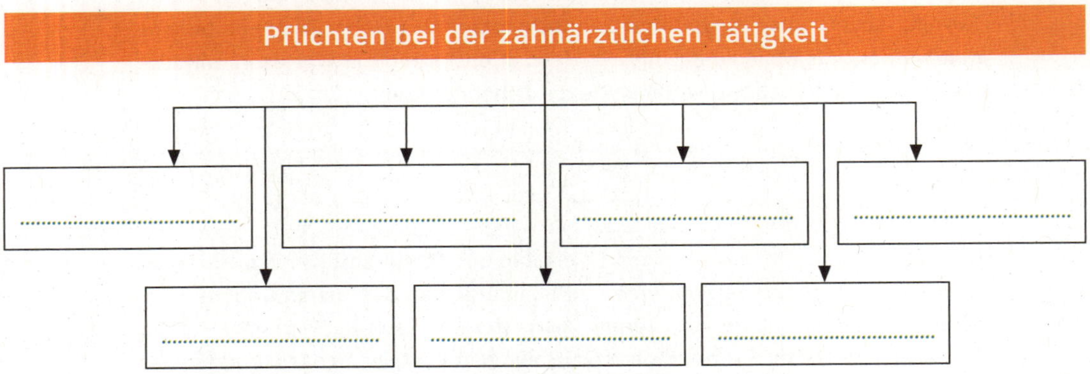

5 Wenden wir uns als erstes der Sorgfaltspflicht zu.

a) Versuchen Sie, mit einem Satz zu erklären, was man unter Sorgfaltspflicht versteht.

....

....

b) Bei der Übertragung von Aufgaben an die Zahnmedizinische Fachangestellte muss der Zahnarzt mit der entsprechenden Sorgfalt vorgehen.
Was muss der Zahnarzt bei der Delegation von Leistungen beachten, damit ihm niemand mangelnde Sorgfalt vorwirft?

(1) ....

....

(2) ....

(3) ....

6 a) Beschreiben Sie, was man unter der Schweigepflicht versteht.

....

....

b) Nennen Sie die Rechtsgrundlagen der Schweigepflicht.

(1) ....

(2) ....

(3) ....

7 Prüfen Sie bei den folgenden Situationen, ob eine berechtigte Weitergabe von Informationen in der Zahnarztpraxis von Herrn Dr. Heine erfolgte. Begründen Sie Ihre Auswahl.

	Liegt eine berechtigte Weitergabe von Informationen vor? Ja	nein
a) Herr Aslan sucht die Zahnarztpraxis von Herrn Dr. Heine mit einem Schreiben der Secura-Versicherung auf. Er möchte eine Zahnzusatzversicherung abschließen. Aufgrund der hohen Versicherungssumme für Zahnersatz verlangt die Secura vor Abschluss des Vertrags eine umfassende zahnmedizinische Untersuchung. Herr Dr. Heine untersucht Herrn Aslan eingehend und füllt den beigefügten Bogen zur Dokumentation der Untersuchungsergebnisse aus. Sarah sende den Bogen für Herrn Aslan an die Secura-Versicherung.	☐	☐

Begründung: ....

....

....

....

	Ja	nein
b) Frau Herter hatte einen Autounfall mit schweren Verletzungen im Kieferbereich. Aufgrund der Schmerzen und des Schocks wurden ihr in der Zahnklinik Schmerz- und Beruhigungsmittel verabreicht. Sie ist kaum ansprechbar. Ihre Kusine Hildegard erreicht als erste, noch vor dem Ehemann Klaus, das Krankenhaus. Zufällig trifft sie auf der Station eine Pflegefachkraft. Sie bittet um Auskunft zum Zustand von ihrer Verwandten. Die Pflegefachkraft erläutert ihr anhand der vorliegenden Unterlagen die Art der Verletzung und welche Behandlungsmaßnahmen vorgesehen sind.	☐	☐

Begründung: ....

....

....

....

	Ja	nein
c) Herr Dr. Heine organisiert die Abrechnung der Privatpatienten neu. Die Abrechnung erfolgt nun über eine Privatärztliche Verrechnungsstelle. Die Privatpatienten erhalten beim ersten Aufsuchen der Zahnarztpraxis ein Informationsblatt. Weiterhin unterschreiben sie eine Erklärung, dass sie damit einverstanden sind, dass die Behandlungsdaten zur Abrechnung an die PVS weitergegeben werden.	☐	☐

Begründung: ....

....

....

....

	Ja	nein
d) Sarah ist der Meinung, dass demnach auch die Kassenpatienten zum Anfang des Quartals eine Erklärung unterschreiben müssten. Auch Sie müssten damit einverstanden sein, dass die Behandlungsdaten an die Kassenzahnärztliche Vereinigung (KZV) zur Abrechnung weitergegeben werden. Dr. Heine erklärt, dass dies nicht notwendig ist. Die Abrechnung wird aber wie bisher durchgeführt.	☐	☐

Begründung: ....

....

....

....

....

8 Prüfen Sie in den folgenden Fällen, welche Aussagen zur Aufklärung **nicht** richtig sind.

✗

☐ a) Die Aufklärung ist grundsätzliche vom Zahnarzt selbst, also Dr. Heine durchzuführen. Liegt ein Aufklärungsbogen wie in diesem Fall vor, kann dies auch eine ZFA übernehmen.

☐ b) Bei Frau Knuth ist erstmals eine Parodontose festgestellt worden. Die Diagnose und die geplante Behandlung muss Dr. Heine Frau Knuth verständlich erläutern.

☐ c) Auch über die möglichen Risiken der Behandlung und die voraussichtliche gesundheitliche Entwicklung der Zähne ist die Patientin umfassend aufzuklären.

☐ d) Ergänzend kann die Patientin Informationsschriften zu der vorliegenden Erkrankung erhalten, die Informationen zur Diagnose und möglichen Behandlungen enthalten.

☐ e) Ist eine Behandlung dringend geboten, ist im Ausnahmefall die schriftliche Aufklärung des Patienten ausreichend.

☐ f) Übernimmt die Krankenkasse nicht alle Kosten der Behandlung, muss Frau Knuth einen Kostenvoranschlag erhalten. Zur Kostenübernahme muss sie ihr schriftliches Einverständnis geben.

☐ g) Von Unterlagen und Einwilligungserklärungen mit ihrer Unterschrift erhält Frau Knuth eine Kopie.

☐ h) Dr. Heine dokumentiert in der Patientenakte von Frau Knuth die Unterlagen zur Durchführung der Aufklärung.

9 Welche der obigen Aussagen würden Sie den folgenden Teilgebieten der Aufklärung zuordnen? Setzen Sie die entsprechenden Buchstaben der Aussagen in Aufgabe 8 hinter den aufgezählten Teilgebieten ein.

a) Verlaufsaufklärung: ....

b) Risikoaufklärung: ....

c) therapeutischen Aufklärung: ....

d) Aufklärung über wirtschaftliche Umstände der Behandlung: ....

10 Folgende Aufzählung der Grundlagen der Dokumentationspflicht liegt vor. In dieser Aufzählung ist einiges durcheinandergeraten.

(1) Vertragspflicht	(a) Die zahnärztliche Berufsordnung schreibt eine Dokumentation zwingend vor.
(2) Berufspflicht	(b) Die Dokumentation gehört zur gesetzlich vorgeschriebenen ordnungsgemäßen Erfüllung eines Behandlungsvertrags.
(3) Pflicht für die Abrechnung	(c) Die Dokumentation dient als Beweismittel bei Rechtsstreitigkeiten.
(4) Voraussetzung für die Rechtssicherheit	(d) Die Aufzeichnungen dienen u. a. auch zum Nachweis einer ordnungsgemäßen Abrechnung

Ordnen Sie den einzelnen Pflichten die richtige Aussage zu.

(1) Vertragspflicht: ....

(2) Berufspflicht: ....

(3) Pflicht für die Abrechnung: ....

(4) Voraussetzung für die Rechtssicherheit: ....

11 Wie lange müssen die folgenden Formulare in der Zahnarztpraxis aufbewahrt werden?

Aufbewahrungsfrist

a) Arbeitsunfähigkeitsbescheinigung ....

b) Behandlungsunterlagen der Patienten ....

c) Rezeptdurchschrift vom BTM-Rezept ....

d) Heil- und Kostenpläne ....

e) Röntgenaufnahmen ....

12 Frau Knuth zieht um nach Frankfurt. In der Zahnarztpraxis von Herrn Dr. Heine ergibt sich folgendes Gespräch:

Frau Knuth: „Können Sie bitte veranlassen, dass von meiner Patientenakte eine Kopie angefertigt wird."
Sarah: „Sie können uns doch von Frankfurt aus mitteilen, wer ihr neuer Zahnarzt ist. Wir übersenden dann alle Unterlagen direkt an ihren Zahnarzt."
Frau Knuth: „Ich würde mir aber meine Akte gerne einmal ansehen."
Sarah: „Da muss ich mit Dr. Heine klären, ob das möglich ist."

Hat Frau Knuth ein Recht auf Einsicht in ihre Patientenakte?

....

....

....

13 Melanie, Kollegin von Sarah, ist schwanger. Sie macht sich Sorgen um das Wohl ihres ungeborenen Kindes.

Melanie: „In der Zeitung stand gestern, dass ein Arzt im Krankenhaus wegen einer nicht ordnungsgemäßen Entbindung verklagt worden ist. Der Prozess läuft gerade. Der Anwalt der Eltern verlangt einen hohen Schadenersatz."

Sarah: „Ich verstehe, dass du dir Sorgen machst. Aber bisher ist deine Schwangerschaft so gut verlaufen. Außerdem bist du bei deiner Gynäkologin Dr. Yilmaz in besten Händen. Es wird alles gut gehen."

Auch wenn fast alle Behandlungen fehlerfrei durchgeführt werden, lassen sich einzelne Fehler nicht ausschließen.

a) Wann liegt ein Behandlungsfehler vor?

....

....

....

....

....

b) Wer haftet, wenn der Zahnmedizinischen Fachangestellten ein Fehler bei der Behandlung eines Patienten unterläuft.

....

....

c) Wer hilft einem Patienten, der glaubt, dass bei ihm ein Behandlungsfehler vorliegt?

....

....

5 Führung der Patientendatei

1 Entscheiden Sie in den folgenden Fällen, ob es sich um Stammdaten oder Bewegungsdaten handelt.
Setzen Sie für **Stammdaten** ein S, für **Bewegungsdaten** ein **B** ein.

a) Kassenzugehörigkeit	....
b) Dauerdiagnosen, z. B. Parodontose	....
c) Abrechnungsdaten der heutigen Behandlung	....
d) Diagnose nach eingehender Untersuchung	....
e) Arbeitgeber	....
f) Allergien	....

2 Wodurch unterscheiden sich demnach Stammdaten und Bewegungsdaten?

....

....

3 Bei den Anforderungen an eine ordnungsgemäße Dokumentation ist die Zuordnung durcheinander geraten.
Führen Sie die richtige Zuordnung durch.

a) **Vollständigkeit**
(1) Die Bildschirmausgabe der Daten muss so erfolgen, dass alle wichtigen Informationen schnell erkennbar sind.

b) Übersichtlichkeit
(2) Alle Stamm- und Bewegungsdaten eines Patienten müssen erfasst werden.

c) Schnelligkeit
(3) Die Behandlungsdaten müssen jederzeit aktuell sein. Sucht ein Patient die Zahnarztpraxis auf, werden alle Behandlungs- und Abrechnungsdaten eingegeben und gespeichert.

d) Aktualität
(4) Die Daten der Patienten müssen sofort in dem Bereich der Zahnarztpraxis zur Verfügung stehen, in dem der Patient behandelt wird.

Die richtige Zuordnung ist:

a) ☐ b) ☐ c) ☐ d) ☐

6 Terminvergabe – die Kunst eines effizienten Terminmanagements

1 Prüfen Sie die folgenden Aussagen zum Terminmanagement. Ordnen Sie die Aussagen einer

- (1) offenen Sprechstunde,
- (2) halb offenen Sprechstunde,
- (3) Bestellpraxis

zu. Setzen Sie die entsprechende Ziffer ein.

a) Die Auslastung der Zahnarztpraxis ist gleichmäßiger.	....
b) Patienten ohne Termin werden eingeschoben.	....
c) Patienten kommen einfach in die Sprechstunde und nehmen eventuell lange Wartezeiten in Kauf.	....
d) Ein reibungsloser Praxisablauf ist gewährleistet, es sei denn, es kommen Notfallpatienten, die unbedingt behandelt werden müssen oder es gibt Verzögerungen bei den Behandlungen.	....
e) Die Patienten sind unzufrieden, da sie trotz Termin oft lange Wartezeiten haben.	....
f) Die Effizienz der Behandlungsabläufe ist hoch, da das Praxisteam einschätzen kann, was an Untersuchungen und Behandlungen anliegt.	....
g) Die Mitarbeiter sind unzufrieden, da sie kaum abschätzen können, wann der letzte Patient die Zahnarztpraxis verlässt.	....
h) Bei Erstpatienten ergibt sich oft das Problem, dass sie lange auf einen Termin warten müssen.	....
i) Erscheint ein Patient nicht zu einem Termin, an dem eine umfassende Behandlung stattfinden sollte, können Ausfallzeiten entstehen.	....

2 Tragen Sie in die folgenden Kästchen die grundlegenden Bedingungen ein, die bei einer Bestellpraxis zu berücksichtigen sind.

....
....
....
....

....
....
....
....

....
....
....
....

3 Die Einführung eines Terminsystems beginnt mit der „Entwicklung eines Terminrasters“. Welche Zeitvorgaben sind hierbei üblich? Geben Sie zu jeder Zeitvorgabe ein Beispiel.

(1) ....

(2) ....

(3) ....

4 Welche weiteren Schritte sind bei der Entwicklung eines Terminsystems zu berücksichtigen?

(1) ....

(2) ....

(3) ....

5 Überprüfen Sie die folgenden Aussagen zum Recall-System.
Kreuzen Sie die zutreffenden Aussagen an.

- ☐ a) Mit dem Recall-System werden Patienten einer Bestellpraxis an ihren Termin erinnert.
- ☐ b) Teilnehmen am Recall-System können nur Patienten, die sich auf ihrem Smartphone in einer Teilnehmergruppe angemeldet haben.
- ☐ c) Voraussetzung für die Teilnahme am Recall-System ist, dass der Patient einen Computer mit Internetanschluss besitzt. Die Benachrichtigung erfolgt stets per E-Mail.
- ☐ d) Bei Patienten, die ihre Vorsorgeuntersuchungen regelmäßig wahrnehmen, bietet sich die Einbindung in das Recall-System an.
- ☐ e) Bei längerfristigen Behandlungen erhalten Patienten einen Behandlungsplan mit den entsprechenden Terminen. Diese werden in das Recall-System eingebunden.
- ☐ f) Die Einbindung in das Recall-System erfolgt für alle Patienten, die regelmäßig ihre Vorsorgeuntersuchung wahrnehmen.
- ☐ g) Die Aufnahme eines Patienten in das Recall-System ist nur möglich, wenn sich der Patient schriftlich damit einverstanden erklärt. Er erhält dann eine Erinnerung an die nächste Vorsorgeuntersuchung entweder per Brief, Telefon, E-Mail oder SMS.

6 Sehen Sie sich im Lehrbuch noch einmal die Tabelle mit den Vor- und Nachteilen des Bestellsystems an.
Welche der genannten Vor- oder Nachteile wirken sich Ihrer Meinung direkt auf das Verhältnis zwischen dem Patienten und den Zahnmedizinischen Fachangestellten aus?
Begründen Sie Ihre Ansicht.

(1) ....
....

(2) ....
....

(3) ....
....

(4) ....
....

7 EDV in der Zahnarztpraxis

1 Praxisverwaltungssysteme sind in der Zahnarztpraxis unentbehrlich. Die folgende Abbildung zeigt einige Funktionen dieser Software.

PRAXISVERWALTUNGSSYSTEME

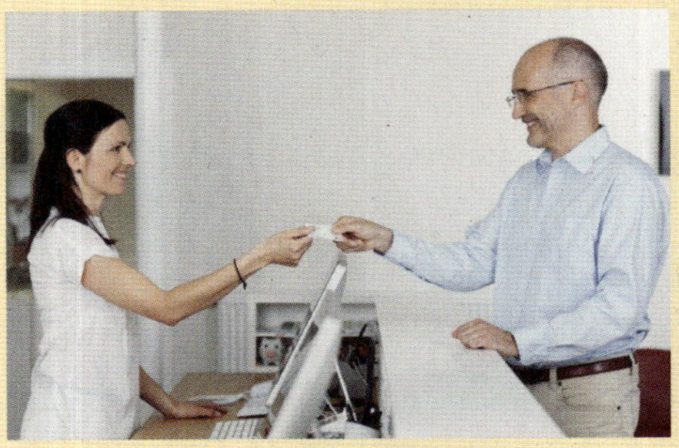

Die Grundausrüstung in jeder Zahnarztpraxis

Das Praxisverwaltungssystem gehört zur Grundausrüstung in jedem Praxismanagement. Die Software unterstützt niedergelassene Zahnärzte bei der Organisation und Dokumentation der Praxisaufgaben.

Zahnärzten stehen dabei u. a. folgende Funktionen zur Verfügung:

- Stammdatenverwaltung
- Dokumentation der Befunde und Leistungen
- Online-Terminmanagement
- Abrechnung
- Umfassende Verwaltungsfunktionen
- Viele weitere Funktionen

Im Text werden einige Einsatzbereiche der Software einer Zahnarztpraxis genannt.
Erstellen Sie in den folgenden Zeilen eine Übersicht über die möglichen Einsatzbereiche eines Praxisverwaltungssystems.

(1) ....

(2) ....

(3) ....

(4) ....

(5) ....

(6) ....

(7) ....

2 Beziehen sich die folgenden Aussagen auf ein Mehrplatzsystem oder ein Einplatzsystem? Setzen Sie jeweils ein **M** oder ein **E** in das zugehörige Kästchen.

a) Ein Zentralcomputer (Server) steuert das gesamte Computersystem.	....
b) Ein Drucker ist direkt mit dem Computer verbunden.	....
c) Die Arbeit mit dem Computer erfolgt an Terminals.	....
d) In der Zeit, in der eine Person den Computer nutzt, kann kein weiterer Nutzer mit dem Computer arbeiten.	....
e) Die Daten werden, egal von welchem Arbeitsplatz sie eingegeben wurden, zentral gespeichert.	....
f) Das Drucken kann von jedem Arbeitsplatz veranlasst werden.	....

3 In der –Datenverarbeitung unterscheidet man folgende Daten:

- (1) nach der Art der verwendeten Zeichen
- (2) nach der Verwendung bei der Verarbeitung
- (3) nach der Häufigkeit ihrer Verwendung
- (4) nach der Stellung im Datenverarbeitungsprozess

Ordnen Sie die hier aufgezählten Daten zu.
Setzen Sie hierzu jeweils eine 1, 2, 3, oder 4 in das Kästchen.

a) Stammdaten	....
b) Eingabedaten	....
c) Numerische Daten	....
d) Ordnungsdaten	....
e) Alphanumerische Daten	....
f) Bewegungsdaten	....
g) Rechendaten	....
h) Ausgabedaten	....

4 Von einer Patientin liegen in der Zahnarztpraxis folgende Stammdaten vor:

Sandra Kirch
Mühlenweg 12
50827 Köln

Telefon: 0221 876543
Mobil: 0163 977842130

Kasse: AOK (7999013)
Versichertennummer: 25648740
Status: 1 1

Erläutern Sie anhand der Daten der Patientin die Begriffe:

Zeichen: ....

....

....

Datenfeld: ....

....

Datensatz: ....

....

....

5 Was versteht man in diesem Zusammenhang unter einer Datei?

....

....

6 Ordnen Sie die aufgezählten Geräte eines Computersystems den Bereichen Eingabe (E), Verarbeitung (V) und Ausgabe (A) zu.
Setzen Sie in die Kästchen entsprechend ein E, V, bzw. A ein.

a) Scanner	....
b) Bildschirm	....
c) Zentraleinheit des Computers	....
d) Kartenlesegerät	....
e) Maus	....
f) USB-Stick	....
g) Drucker	....
h) Externe Festplatte	....

7 Grundlage für eine digitale Zahnarztpraxis ist das Computersystem, die sogenannte Hardware. Setzen Sie in das folgende Schema die Software ein, die zu der beschriebenen Aufgabe passt.

	Hardware
a) Diese Software sorgt dafür, dass alle Geräte des Computers problemlos betrieben werden können.	....
b) Dieses Programm unterstützt die gesamte Praxisorganisation und -verwaltung.	....
c) Mithilfe dieser Programme kann man u. a. Texte schreiben und Tabellen verarbeiten.	....

8 Welche der in der folgenden Aufzählung genannten Daten gehören **nicht** zu den auf der Gesundheitskarte gespeicherten Daten des Patienten?
Kreuzen Sie an.

✗

- ☐ a) Name und Anschrift des Versicherten
- ☐ b) Geburtsdatum
- ☐ c) Name und Adresse des Arbeitgebers
- ☐ d) Krankenversichertennummer
- ☐ e) Status des Versicherten (Mitglied, Familienversichert usw.)
- ☐ f) Beginn des Versicherungsschutzes
- ☐ g) Name der Krankenkasse und deren Kassennummer
- ☐ h) Telefonnummer des Versicherten
- ☐ i) Foto (ab dem 15. Lebensjahr)

9 Weiterhin können die gesetzlich Versicherten auf der Gesundheitskarte freiwillig Daten speichern lassen. Unter anderem können
(1) die Notfallversorgungsdaten und
(2) die Daten der verordneten Arzneimittel gespeichert werden.
Welche Vorteile ergeben sich bei den beiden genannten Beispielen für den Patienten?

(1) ....

....

(2) ....

....

10 Die neuen elektronischen Gesundheitskarten sind mit einem NFC-Chip für den kontaktlosen Austausch von Daten ausgestattet. Dies ist die Grundlage für zukünftige Anwendungen, u. a. für die elektronische Patientenakte.
Prüfen Sie die folgenden Aussagen zur elektronischen Patientenakte.
Leider haben sich in den Aussagen Fehler eingeschlichen.
Kreuzen Sie die fehlerhaften Aussagen an.

✗

- ☐ a) Die Gesundheitsdaten eines Patienten liegen zumeist verteilt beim Hausarzt, beim Zahnarzt, bei Fachärzten und eventuell in den Patientenakten von Krankenhäusern.
- ☐ b) Die Behandlung und Medikation des Patienten ist aufgrund dieser Situation schwierig, da oft die Daten von anderen Zahnärzten, Ärzten und vom Krankenhaus angefordert werden müssen.
- ☐ c) Abhilfe schafft zukünftig eine elektronische Patientenakte, in der alle Gesundheitsdaten eines Patienten gespeichert sind.
- ☐ d) Ärzte, Zahnärzte, Krankenhäuser und die Krankenkasse des Patienten können bei Bedarf die Daten abrufen.
- ☐ e) Der Patient hat die Möglichkeit sich einen Überblick über die gespeicherten Daten zu verschaffen. Mit der elektronischen Gesundheitskarte und seinem Smartphone kann er die Daten bei der Krankenkasse abrufen.
- ☐ f) Die sensiblen Daten der elektronischen Patientenakte sind besonders schutzwürdig. Greifen Ärzte, Zahnärzte, Apotheken oder Krankenhäuser auf diese Daten zu, geht dies nur über ein spezielles Übertragungssystem, die Telematikinfrastruktur.
- ☐ g) Nur die genannten Leistungserbringer dürfen auf die Daten eines Patienten zugreifen. Die Daten sind verschlüsselt und durch eine Signatur vor Veränderungen geschützt.
- ☐ h) Alle Leistungserbringer sind verpflichtet, die für die Telematik notwendige Infrastruktur anzuschaffen. Die Kosten für die Anschaffung übernimmt der Staat.

11 Der Schutz der Patientendaten erfordert eine Vielzahl von Maßnahmen.
Überprüfen Sie hierzu die folgenden Aussagen.
Kreuzen Sie die zutreffende Aussage an.

✗ ☐ a) Es ist selbstverständlich, dass in den Zahnarztpraxen der Datenschutz entsprechend den gesetzlichen Vorschriften sichergestellt ist. Ein entsprechender Nachweis der umgesetzten Datenschutzmaßnahmen ist nicht erforderlich.

☐ b) Bei der Verarbeitung und Speicherung von Daten reichen organisatorische Maßnahmen, um den Datenschutz sicherzustellen.

☐ c) Jede Zahnarztpraxis muss ein Bestandsverzeichnis führen, in dem aufgelistet ist, welche Daten verarbeitet werden. Vorlagen für solch ein Verzeichnis stellen Zahnärztekammern und Datenschutzbehörden zur Verfügung.

☐ d) In Zahnarztpraxen ist ein Datenschutzbeauftragter zu benennen, wenn mindestens 10 Personen mit der Verarbeitung und Speicherung von Patientendaten beschäftigt sind.

☐ e) Die Mitarbeiterin muss zu dem Zeitpunkt, zu dem sie als Datenschutzbeauftragte ausgewählt wird, noch nicht über die entsprechenden Kenntnisse verfügen. Sie ist aber verpflichtet, entsprechende Fortbildungen zu besuchen.

☐ f) Um ein Bewusstsein für den Datenschutz zu schaffen, schreibt das Gesetz für Zahnarztpraxen die Erstellung einer internen Datenschutzrichtlinie vor.

12 Um einen geordneten Datenschutz zu gewährleisten, ist Folgendes zu beachten.

(1) Auf den Praxiscomputern muss ein stets aktueles Virenschutzprogramm installiert sein.

(2) Dritte dürfen keinen Einblick in die Patientendaten erhalten.

(3) Sicherung des Zugangs zum Praxiscomputer über Passwörter

(4) Es muss sichergestellt sein, dass kein Unberechtigter über das Internet auf den Praxiscomputer zugreifen kann. Dabei unterscheidet man die Hardwaresicherung (Computer nur für das Internet ohne Einbindung in das Praxisnetz) und die Softwaresicherung (ein aktuelles Firewall-Programm ist installiert).

(5) Die Daten werden bei einer Übermittlung über das Internet verschlüsselt. Ein Zugriff auf die Daten durch Unberechtigte ist damit ausgeschlossen.

(6) Jeder Nutzer des Computersystems hat ausschließlich in seinem Tätigkeitsfeld Zugriff bzw. Bearbeitungsrechte.

Ordnen Sie den hier aufgezählten Maßnahmen des Datenschutzes eine Ziffer aus der obigen Aufzählung zu. Setzen Sie hierzu die Ziffer in die Kästchen hinter den Maßnahmen ein.

a) Schutz vor Einsichtnahme	....
b) Schutz vor unberechtigtem Zugriff	....
c) Sicherung des Computers durch Begrenzung der Datenzugriffsmöglichkeiten	....
d) Schutz vor einer Veränderung bzw. Zerstörung der Daten durch Viren	....
e) Schutz vor einem Zugriff auf die Daten des Praxiscomputers über das Internet	....
f) Sicherung der externen elektronischen Kommunikation	....

13 Beschreiben Sie kurz die Ziele der Datensicherung.

(1) ....

....

(2) ....

....

14 Welche Aussage zur Datensicherung ist **nicht** richtig?
Kreuzen Sie diese an.

X

- ☐ a) Festzulegen ist die Verantwortlichkeit, d. h. wer die Datensicherung durchführt.
- ☐ b) Weiterhin ist zu klären, welche Daten zu sichern sind. In einer Zahnarztpraxis müssen bei einer Störung im Praxiscomputer alle Patientendaten wiederhergestellt werden können. Weiterhin dürfen für die Abrechnung der Leistungen keinerlei Daten verloren gehen.
- ☐ c) Die Häufigkeit der Datensicherung ergibt sich aus der Anzahl der zu sichernden Daten. Sie erfolgt von Fall zu Fall, je nach Bedarf.
- ☐ d) Festzulegen ist, auf welchen Datenträgern die Sicherung erfolgt. Externe Datenträger, wie externe Festplatten und USB-Sticks, haben den Vorteil, dass sie problemlos diebstahl- und feuersicher aufbewahrt werden können.
- ☐ e) Eine Datensicherung in einer Cloud ist nur erlaubt, wenn durch Verschlüsselung sichergestellt ist, dass die Daten für Unberechtigte unlesbar sind. Weiterhin muss sichergestellt sein, dass außer dem Zahnarzt und der berechtigten Mitarbeiter niemand auf die Daten zugreifen kann.
- ☐ f) Mit der Datensicherung ist sicherzustellen, dass innerhalb der gesetzlichen Aufbewahrungsfristen die Daten der Patienten bei Bedarf zur Verfügung stehen. Drohen Sicherungskopien unleserlich zu werden (z. B. Daten auf CD), so sind sie auf einem anderen Datenträger zu sichern.

15 Das Internet bietet eine Vielzahl interessanter Inhalte. Die Internetangebote werden aber sehr unterschiedlich genutzt.
Sortieren Sie nach Ihrer Einschätzung die folgenden Internetangebote nach ihrer Beliebtheit. Setzen Sie dabei das beliebteste Angebot an Position 1 und dahinter die weiteren Angebote in absteigender Reihenfolge.

- Unterhaltung (Filme, Videos, Musik)
- Nutzung von Online-Spielen
- Informationssuche
- Kommunikation (E-Mail, Chatten, Messenger usw.)

Position 1: ....

Position 2: ....

Position 3: ....

Position 4: ....

Vgl. https://www.hf.uni-koeln.de/data/eso35/File/Karl%20Steffens/Jugendliche%20im%20Netz(1).pdf, Seite 5, abgerufen am 01.02.2024

16 Aus dem Internet droht eine Reihe von Online-Gefahren.
Beschreiben Sie hinter den hier aufgezählten Gefahren die Möglichkeiten, den Computer dagegen zu schützen.

a) Schadprogramme (u. a. Viren)

....

....

b) Infizierte Apps

....

....

c) Infizierte Spam E-Mails

....

....

....

d) Phishing

....

....

....

8 Organisation von Posteingang und -ausgang einschließlich elektronischer Nachrichtenübermittlung

8.1 Postbearbeitung

1 Prüfen Sie die folgende Checkliste zur Bearbeitung der eingehenden Post.
Welche Fehler haben sich hier eingeschlichen?
Beschreiben Sie den Fehler in den Zeilen unter der Checkliste

Erstellt am: 01.02.20..

Checkliste: Bearbeitung der Eingangspost

(1) Sortieren nach ☐
- Werbung
- Praxispost
- Privatpost
- Irrläufern

(2) Öffnen der Postsendungen ☐

(3) Entnahme des Schriftguts mit der Kontrolle, ob der Umschlag leer ist ☐

(4) Anlagenkontrolle – sind einem Schriftgut Anlagen beigefügt, erfolgt eine Kontrolle, ob die genannten Anlagen alle vorhanden sind. ☐

(5) Eingangspost mit einem Eingangsstempel versehen, neben dem Datum des Eingangsstempels ist ein Kurzzeichen des Bearbeiters einzusetzen. ☐

(6) Schriftgut nach Dringlichkeit sortieren ☐

(7) Schriftgut wird dem Zahnarzt vorgelegt oder nach Rücksprache zur Ablage weitergeleitet. ☐

Fehler: ....

....

....

....

2 Hier folgen die Aussagen zur Bearbeitung der Ausgangspost.
Eine der Aussagen ist **nicht** vollständig. Kreuzen Sie diese an.

✗

☐ a) Bei Schriftgut mit mehreren Seiten wird geprüft, ob die Blätter in der richtigen Reihenfolge liegen.

☐ b) Sind dem Schreiben Anlagen beigefügt, wird die Vollständigkeit der Anlagen geprüft.

☐ c) Weiterhin wird geprüft, ob alle Unterschriften vorhanden sind.

☐ d) Nach diesen Prüfungen werden die Schreiben gefaltet und in Umschläge gepackt.

☐ e) Bei Fensterumschlägen ist zu prüfen, ob die Adresse und der Absender richtig im Fenster zu sehen sind.

☐ f) Bei allen anderen Umschlägen ist dann nur noch der Empfänger auf den Umschlag zu schreiben.

☐ g) Die Sendungen sind zum Abschluss mit dem richtigen Porto zu versehen.

8.2 Briefdienste

1 Entscheiden Sie in den folgenden Fällen, welche Sendungsart zu wählen ist.

	Sendungsart
Kirsten Bäumler wird die Privatliquidation zugeschickt.	
Friedrich Hellkamp erhält von Herrn Dr. Heine ein Mahnschreiben. Er hat seine Liquidation trotz mehrfacher Mahnungen noch nicht bezahlt. Ihm wird eine letzte Frist zur Zahlung eingeräumt. Das Schreiben soll ihm persönlich überstellt werden.	
Herr Dr. Heine kündigt seine Privathaftpflichtversicherung. Er möchte einen Nachweis haben, dass er den Brief termingerecht abgesendet hat.	
Die Putzfrau Maria Kalla ist des Öfteren ohne Grund nicht zum Dienst erschienen. Sie hat bereits mehrere Abmahnungen erhalten. Nach erneutem Fehlen sendet Dr. Heine ihr die Kündigung.	
Frau Dr. May benötigt von Herrn Dr. Heine ein umfangreiches Gutachten (Gesamtgewicht 75 g).	
Herr Dr. Heine organisiert eine zahnärztliche Fortbildung. Er sendet an den Tagungsveranstalter eine Tagungsmappe, die ausgedruckten Referate, Teilnehmerlisten und Werbebeiträge von Firmen aus der Gesundheitswirtschaft (Format DIN A4 – Gesamtgewicht 650 g).	
Frau Melanie Sommer bemängelt bei ihrer Telefongesellschaft die Abrechnung. Zur Sicherheit möchte sie einen Einlieferungsnachweis haben.	
Friedrich Hellkamp hat seine Liquidation immer noch nicht bezahlt. Dr. Heine schickt ihm einen Brief, mit dem Herr Hellkamp dazu veranlasst werden soll, direkt seine Schulden zu bezahlen.	

2 Welche Sendungen darf Herr Dr. Heine in jedem Fall nur persönlich entgegennehmen? Kreuzen sie an.

✗

☐ a) Maxibrief

☐ b) Einwurfeinschreiben

☐ c) Kompaktbrief

☐ d) Einschreiben

☐ e) Päckchen

☐ f) Einschreiben, eigenhändig

8.3 Postvollmacht

Eine Postvollmacht enthält die folgenden Angaben.
Eine dieser Angaben ist allerdings **nicht erforderlich**. Kreuzen Sie diese an.

☐ a) Vollmachtgeber, z. B. Dr. Heine

☐ b) Vollmachtnehmer, z. B. Schneider, Marion

☐ c) Beruf des Vollmachtnehmers, z. B. Zahnmedizinische Fachangestellte

☐ d) Zeitraum, für den die Vollmacht gilt, z. B. 01.03.2024 bis 31.12.2026

☐ e) Eventuell eine zusätzliche Vollmacht, Sondersendungen und eigenhändige Sendungen entgegennehmen zu dürfen.

8.4 E-Mail

Die Zahnarztpraxis von Herrn Dr. Heine erhält per E-Mail eine Vielzahl von Werbesendungen. Auch bei Sarah zu Hause gehen eine Vielzahl von Werbesendungen (Spam) ein. In der Praxis wird überlegt, wie man die Vielzahl von Werbeschreiben reduzieren kann. Hierzu findet Sarah folgenden Aufsatz im Internet:

Schluss mit Werbung: Tricks gegen Spam-Mails

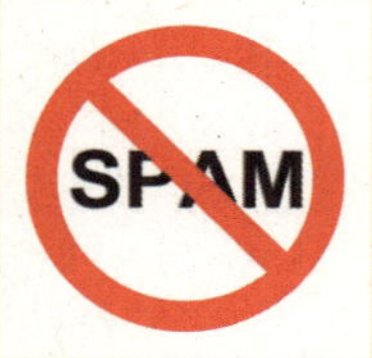

Spam-Mails verursachen oft eine wahre Werbeflut im Posteingang: Wir zeigen Ihnen, wie Sie Ihr E-Mail-Postfach mit simplen Tricks vor nervigen Spam-Mails schützen.
Bei mehr als 90 Prozent des gesamten E-Mail-Aufkommens handelt es sich um unerwünschte Nachrichten, also um Spam. Das meiste sind harmlose Textnachrichten, aber manchmal sind auch Anhange mit gefährlichen Inhalten dabei.

Gegen Spam hilft vor allem eine generelle Verhaltensregel: Verwenden Sie für den Nachrichtenaustausch mit Freunden und Geschäftspartnern eine eigene E-Mail-Adresse, die nur wenigen Menschen bekannt ist. Für alle anderen Zwecke legen Sie sich eine extra E-Mail-Adresse an. So halten Sie Ihr privates Postfach weitestgehend frei von unerwünschten Mails.

E-Mail-Filter verwenden: Wenn trotzdem noch Spam-E-Mails ankommen, hilft nur ein Spam-Filter („Junk-Filter"). Die meisten E-Mail-Programme bieten diese Funktion. [...]

Quelle: Thorsten Eggeling, IDG Tech Media GmbH, 21.11.2011 ,https://www.pcwelt.de/article/1096499/internet-nervereien-werbe-mails-verhindern.html, abgerufen am 30.11.2023

a) Was ist zu tun, wenn Sie eine E-Mail eines Ihnen unbekannten Absenders mit einem Anhang erhalten?

....

b) Welche Verhaltensregeln helfen gegen Spam-Mails?

....

....

....

....

....

2 Prüfen Sie die folgenden Aussagen zu E-Mails. Kreuzen Sie die richtige Aussage an.

X

☐ a) Das Versenden von E-Mails ist mit erheblichen Kosten verbunden. Daher sollte man nur notwendige E-Mails schreiben.

☐ b) Textdateien können an E-Mails angefügt werden. Bilddateien müssen gesondert versendet werden.

☐ c) Um eine E-Mail an einen anderen Empfänger weiterzuleiten, muss die Nachricht in eine neue E-Mail kopiert werden.

☐ d) Authentizität heißt, es ist nicht auszuschließen, dass unbefugte Dritte die Möglichkeit haben, die E-Mail zu lesen.

☐ e) Eine Garantie, dass eine E-Mail bei der Übertragung vollständig und unverändert bleibt, kann nicht gegeben werden (Integrität).

8.5 Paketdienste

1 Die Zahnarztpraxis von Herrn Dr. Heine versendet hin und wieder Pakete. Sarah hat sich daher bei dem Paketversender DHL über das Produktangebot informiert.

a) Warum ist in der Preisübersicht der Onlinepreis günstiger als der Filialpreis?

....

b) Welche Erstattung erhält der Absender bei Verlust oder Beschädigung eines Pakets?

....

9 Ordnungsgemäße Schriftgutablage

1 Im Folgenden finden Sie Beispiele für die unterschiedlichen Systeme der Sortierung. Setzen Sie unter die Beispiele, um welches Ordnungssystem es sich handelt

a) Ein Lebenslauf sollte hinsichtlich der allgemeinen und beruflichen Kenntnisse immer folgendermaßen aufgebaut sein:

1. Schulischer Werdegang
   Welche Schulen wurden besucht?
   Welche Abschlüsse wurden erreicht?

2. Beruflicher Werdegang
   Welche Berufsausbildung mit Abschluss wurde durchlaufen?
   Welche beruflichen Tätigkeiten wurden anschließend ausgeübt?
   Welche besonderen beruflichen Fähigkeiten wurden dabei erworben?

Art des Ordnungssystems: ....

b) Teilnehmer der Tagung:

Bremm, Helmut
Dongowski, Werner
Florie, Hans-Paul
....
Tackenberg, Jürgen
Verhuven, Johannes

Art des Ordnungssystems: ....

c) Ordnung der Privatrechnungen und Rechnungen für Zuzahlungen beim Zahnersatz:

Re016543	ZErs634
Re016544	ZErs635
...	...

Art des Ordnungssystems: ....

....

....

d) Rentenversicherungsnummer – Beispiel: Martin, Christian - geb. 07.02.1973
Versicherungsnummer: 10 070273 M 004

10:	Bereichsnummer der Rentenversicherung
070273	Geburtstag, -monat, -jahr des Versicherten
M	Anfangsbuchstabe des Geburtsnamens
00	Seriennummer für Männer (00-49)
4	Prüfziffer

Art des Ordnungssystems: ....

e) Ein Lieferant für Praxisbedarf ordnet seine Kunden folgendermaßen:

134556
134557
134558
....

Art des Ordnungssystems: ....

2 Setzen Sie unter den Bildern ein, um welche Art der Ablage es sich handelt.
Ordnen Sie den abgebildeten Ablagesystemen die unten aufgezählten Vor- und Nachteile zu.
Setzen Sie hierzu die entsprechenden Ziffern in die Kästchen.

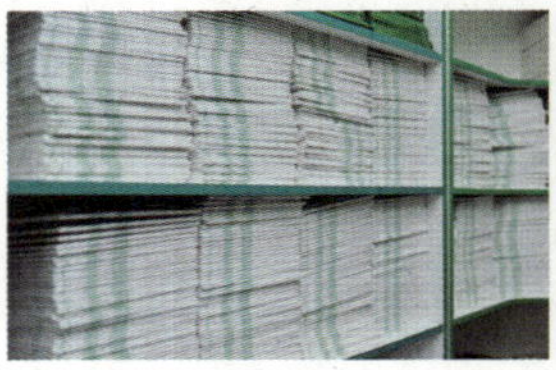
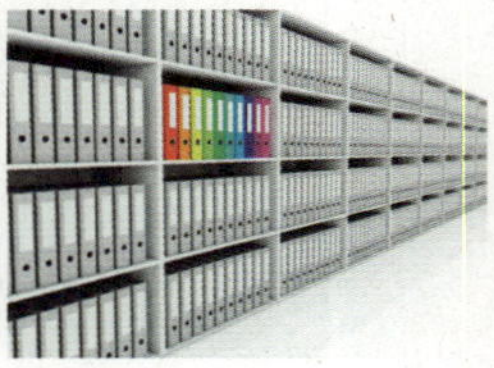
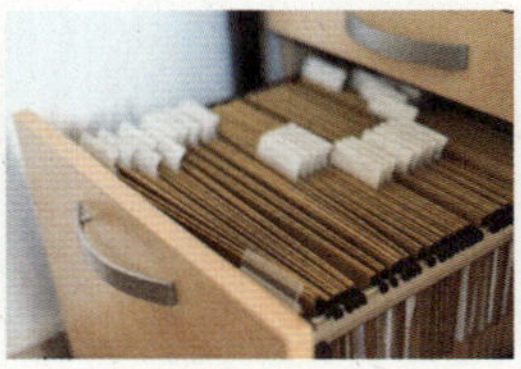
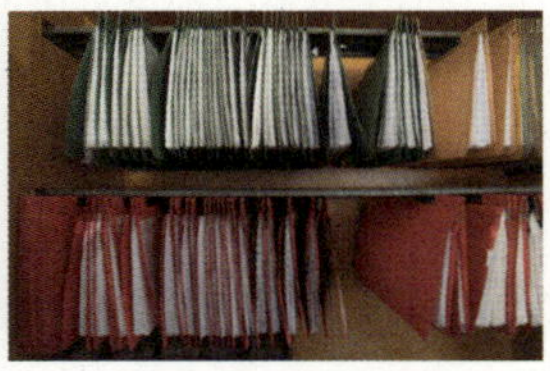

Art der Ablage:

....

Vorteile:

☐ ☐ ☐ ☐ ☐ ☐ ☐ ☐

Nachteile:

☐ ☐ ☐ ☐ ☐ ☐ ☐ ☐

Vorteile:

(1) Die sichtbare Beschriftung ermöglicht eine schnelle Orientierung über den Inhalt der Akten.

(2) Das Einlegen des Schriftgutes von oben ist schnell möglich.

(3) Die Regale für die Schriftgutablage sind preiswert.

(4) Diese Art der Schriftgutablage ist nicht an ein bestimmtes Format gebunden. Es können problemlos Sonderformate abgelegt werden.

(5) Zur Aufbewahrung benötigt man wenig Platz.

(6) Mit alphabetischen Registern oder mit Trennblättern ist leicht eine übersichtliche Ablage möglich.

(7) Deckenhohe Schränke ermöglichen ein Aufbewahren in kleinen Räumen.

(8) Reiter ermöglichen eine gute Übersicht über den Inhalt der Ablage.

Nachteile:

(1) Es können nur Schränke mit einer geringen Höhe verwendet werden.

(2) Bei der Entnahme von Schriftstücken muss man oft lange suchen.

(3) Oft sind die Vorrichtungen zur Aufbewahrung der Schriftstücke nur halb gefüllt.

(4) Man hat keine Übersicht über den Inhalt der Akten.

(5) Es kann sich die Notwendigkeit ergeben, Schriftstücke an einer bestimmten Stelle in die Vorrichtung zur Schriftgutablage einzuheften. Ist diese aber bereits voll, muss man den gesamten Inhalt mühevoll umsortieren.

(6) Es ist schwierig, unten liegende Schriftstücke herauszunehmen.

(7) Die Anschaffungskosten für dieses System sind sehr hoch.

(8) Das Einlegen und Herausnehmen der Schriftstücke ist sehr zeitraubend.

Lernfeld 3: Hygienemaßnahmen organisieren und Medizinprodukte aufbereiten

1 Der Wartungsvertrag

1 In jeder Zahnarztpraxis wird eine Vielzahl von Geräten eingesetzt, die störungsfrei laufen müssen. Um dies sicherzustellen, werden oft Wartungsverträge geschlossen.
Nennen Sie einige Geräte, bei denen Sie den Abschluss eines Wartungsvertrages für sinnvoll halten.

(1) ....

(2) ....

(3) ....

2 Prüfen Sie die folgenden Aussagen zum Wartungsvertrag.
Kreuzen Sie die zutreffenden Aussagen an.

✗

- ☐ a) Die Vielzahl technischer Geräte in der Zahnarztpraxis können eine Quelle der Gefährdung für Patienten und Personal sein. Daher sind für alle technischen Geräte einschließlich der EDV-Wartungen gesetzlich vorgeschrieben.
- ☐ b) Defekte Geräte stören den Praxisablauf. Kommt es zum Stillstand der Praxis, verursacht dies hohe Kosten.
- ☐ c) Mit dem Verkauf eines technischen Gerätes an die Zahnarztpraxis ist der Lieferant verpflichtet, einen Wartungsvertrag anzubieten.
- ☐ d) Diesen Wartungsvertrag bezeichnet man als präventive Wartung. Nur der Lieferant darf hierbei die regelmäßige Wartung in bestimmten Intervallen vornehmen.
- ☐ e) Für den Fall, dass eine Anlage durch einen technischen Defekt ausfällt, muss der Lieferant einen Sofort-Reparatur-Service anbieten.
- ☐ f) Der Wartungsvertrag kommt durch zwei übereinstimmende Willenserklärungen zustande. Der Zahnarzt erhält von einer Firma ein verbindliches Wartungsangebot (Antrag) und erteilt der Firma dann einen Wartungsauftrag (Annahme).

3 Welche Punkte sollte der Wartungsvertrag unbedingt enthalten?

(1) ....

(2) ....

(3) ....

(4) ....

(5) ....

(6) ....

4 Setzen Sie in das folgende Schema die Pflichten der Vertragspartner ein:

Pflichten der Vertragspartner

Wartungsfirma	*Praxisinhaber*
(1)	(1) ....
(2)	(2) ....
(3)	

2 Praxiseinnahmen und Praxisausgaben

1 Der niedergelassene Zahnarzt zählt zu den freien Berufen. Er muss als Selbstständiger mit seiner Praxis ein Einkommen erzielen. Dieses Einkommen wird durch die Erfassung der Einnahmen und Ausgaben ermittelt.
Listen Sie die Ihnen bekannten Einnahmen und Ausgaben einer Zahnarztpraxis in der folgenden Tabelle auf.

Betriebseinnahmen	**Betriebsausgaben**
....	....
....	....
....	....
....	....
....	....

2 Prüfen Sie die folgenden Aussagen zur Erfassung der Einnahmen und Ausgaben einer Zahnarztpraxis.
Kreuzen Sie die richtigen Aussagen an.

☐ a) Ein niedergelassener Zahnarzt ermittelt als Selbstständiger den durch die Praxis erzielten Gewinn durch die Erfassung der Einnahmen und Ausgaben (Buchführung).

☐ b) Die einfachste Form der Buchführung ist die doppelte Buchführung.

☐ c) Die doppelte Buchführung ist für Selbstständige gesetzlich vorgeschrieben.

☐ d) In einer Einnahmenüberschussrechnung werden alle Einnahmen und Ausgaben erfasst. Am Jahresende wird dann der Einnahmenüberschuss (Gewinn) bzw. der Ausgabenüberschuss (Verlust) ermittelt.

☐ e) Bei der Ermittlung des Einnahmenüberschusses werden die Abschreibungen zunächst nicht berücksichtigt.

☐ f) Der erzielte Einnahmenüberschuss (Gewinn) bzw. Ausgabenüberschuss (Verlust) sind eine wesentliche Grundlage für die Berechnung der Steuern und Sozialabgaben (Renten-, Kranken- und Pflegeversicherung) des Zahnarztes.

3 Ein sparsamer Umgang mit allen Praxismaterialien senkt die Kosten einer Zahnarztpraxis. Aber nur auf die variablen Kosten haben der Zahnarzt und das Praxispersonal Einfluss.
Entscheiden Sie in den folgenden Fällen, ob es sich um

- (1) fixe Kosten,
- (2) variable Kosten

handelt. Setzen Sie die entsprechende Ziffer in die Kästchen.

a) Miete für die Praxisräume	....
b) Stromkosten	....
c) Personalkosten	....
d) Praxisbedarf	....
e) Kosten für Wasser und Abwasser	....
f) Praxisversicherungen	....

Lernfeld 9: Praxisbedarf beschaffen und verwalten

1 Bezugsquellenermittlung – Abschluss von Kaufverträgen

Herr Dr. Heine hat auf einer Messe einen Stuhl gesehen, der für die Neueinrichtung des Personal- und Besprechungszimmers geeignet ist. Aus einem Prospekt lässt sich ersehen, dass folgende Firma den Stuhl anbietet:

SBP Spezialmöbelfabriken für Büro und Praxis   Röntgenstraße 8   22335 Hamburg

Produktinformationen zum Stuhl:

Freischwingerstuhl chrom-schwarz
Artikelnummer: 3144575

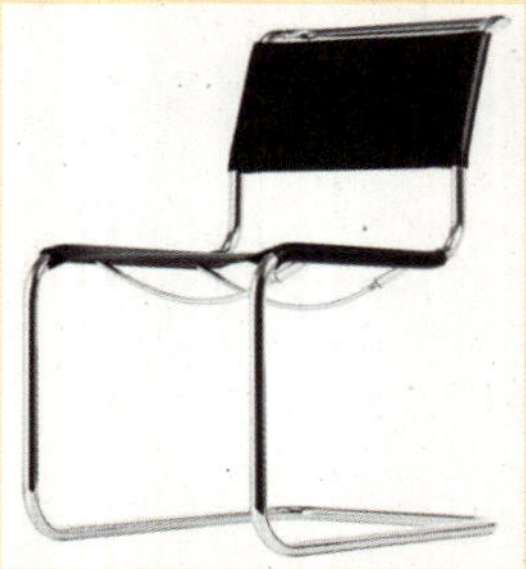

- Schwingstuhl, stapelbar (bis zu 3 Stück übereinander)
- Der Sitz und die Rückenlehne sind gepolstert
- Farbe der Polsterung: schwarz
- Gestell: chrom
- Mit stabiler Armlehne
- Gesamthöhe: 85 cm
- Breite: 55 cm
- Tiefe: 60 cm
- Sitzhöhe: 45 cm

Sarah verfasst im Auftrage von Dr. Hubert Heine folgende Anfrage:

Dr. med. dent. Hubert Heine
Schillerstraße 54
44623 Herne

Dr. med. dent. Hubert Heine * Schillerstraße 54 * 44623 Herne
SBP Spezialmöbelfabriken für Büro und Praxis
Röntgenstraße 8
22335 Hamburg

....Herne, 14.08.....

Anfrage nach Freischwingerstuhl chrom-schwarz – Artikelnummer: 3144575

Sehr geehrte Damen und Herren,

in Ihrem Prospekt bieten Sie den Freischwingerstuhl chrom-schwarz (Artikelnummer: 3144575) an. Ich beabsichtige, zwölf Stühle für das Personal- und Besprechungszimmer zu kaufen.
Bitte senden Sie mir ein Angebot mit den Angaben zum Preis der Stühle, den Lieferungs- und Zahlungsbedingungen.

Mit freundlichen Grüßen

Dr. Heine

1 Prüfen Sie die folgenden Aussagen zu der oben abgebildeten Anfrage.
Kreuzen Sie die richtigen Antworten an.

X

☐ a) Herr Dr. Heine stellt eine Anfrage zum Freischwingerstuhl ohne die genaue Produktbeschreibung (Höhe, Breite, Tiefe usw.). Daher handelt es sich um eine allgemeine Anfrage.

☐ b) Dr. Heine fragt nach dem Preis, den Lieferungs- und Zahlungsbedingungen für den Freischwingerstuhl (Artikelnummer 3144575). Es handelt sich somit um eine bestimmte Anfrage.

☐ c) Diese Anfrage mit Artikelnummer und der Bitte um Auskunft zu Preis, Lieferungs- und Zahlungsbedingungen ist eine erste Willenserklärung. Sie hat Rechtsfolgen.

☐ d) Sarah hingegen ist sich sicher, dass eine Anfrage nur der Beschaffung von Informationen über Produkte dient. Sie ist keine Willenserklärung und hat keine rechtliche Wirkung.

☐ e) Eine Anfrage ist formgebunden. Sie muss immer schriftlich, z. B. in Form eines Briefs erfolgen.

☐ f) Herr Dr. Heine kann daher auf der Messe auch nicht den Lieferanten um ein Angebot bitten.

2 Die Firma SBP sendet aufgrund der Anfrage Herrn Dr. Heine folgendes Angebot:

Spezialmöbelfabrik für Büro und Praxis
Röntgenstraße 8
22335 Hamburg

SBP

SBP – Röntgenstraße 8 – 22335 Hamburg
Herrn
Dr. Hubert Heine
Schillerstraße 54
44623 Herne

Angebot-Nr.	08-002364
Kunden-Nr.	3468
Ihre Anfrage vom:.	14.08. ...
Ihr Ansprechpartner:	A. Frings
Telefon:	040 88661-37
Fax:	040 88661-17
E-Mail:	frings@bsp.de
Datum:	21.08.....

Angebot Freischwingerstuhl chrom-schwarz – Artikelnummer: 3144575

Sehr geehrter Herr Dr. Heine,

vielen Dank für Ihre Anfrage.

Wir freuen uns über Ihr Interesse und übersenden Ihnen das beiliegende Angebot. Es gelten, soweit keine anderen Bedingungen vereinbart wurden, unsere allgemeinen Geschäftsbedingungen (AGB). Diese können Sie im Internet unter www.sbp.de abrufen.

Wir erwarten gerne Ihren Auftrag. Bei Rückfragen und für weitere Beratungen stehen wir Ihnen jederzeit zur Verfügung.

Mit freundlichen Grüßen

SMM Spezialmöbelfabriken für Büro und Praxis

Annette Frings

Spezialmöbelfabrik für Büro und Praxis
Röntgenstraße 8
22335 Hamburg

SBP

Angebot: 08-002364

Pos.	Modell/Beschreibung	Menge Gesamt	Einzelpreis €	Gesamtpreis €
1	**Freischwingerstuhl chrom-schwarz** **Artikelnummer: 3144575**	**12**	**195,00**	**2.340,00**
	Nettowarenwert			**2.340,00**
	+ Mehrwertsteuer (19 %)			**444,60**
	Gesamtbetrag			**2.784,60**

- Schwingstuhl, stapelbar (bis zu 3 Stück übereinander)
- Der Sitz und die Rückenlehne sind gepolstert
- Farbe der Polsterung: schwarz
- Gestell: chrom
- Mit stabiler Armlehne
- Gesamthöhe: 85 cm
- Breite: 55 cm
- Tiefe: 60 cm
- Sitzhöhe: 45 cm
- 2 Jahre Herstellergarantie

Zahlungsbedingungen: 2 % Skonto, bei Zahlung innerhalb von 14 Tagen, 30 Tage netto

Lieferzeit: ca. 6–8 Wochen

Die Lieferung erfolgt ab 1.000,00 € Nettowarenwert frachtfrei

Für die Anlieferung unter 1.000,00 € berechnen wir Frachtkosten in Hohe von 10 % der Auftragssumme, mindestens jedoch 50,00 €.

Prüfen Sie die folgenden Aussagen zu dem oben vorliegenden Angebot.
Kreuzen Sie die zutreffenden Aussagen an.

✗ ☐ a) Mit dem vorliegenden Angebot liegt keine erste verpflichtende Willenserklärung vor. Sarah hatte die Anfrage geschrieben. Daher muss das Angebot auch an Sarah gerichtet sein.

☐ b) Das Angebot SBP ist eine erste Willenserklärung. Es richtet sich an den Praxisinhaber Dr. Heine. SBP verpflichtet sich, die Freischwingerstühle unter den o. g. Bedingungen zu liefern.

☐ c) Mit dem Angebot sendet SBP einen Prospekt mit Praxismöbeln Herrn Dr. Heine zu. Dem Prospekt ist ein persönliches Anschreiben an Dr. Heine beigefügt. Der Prospekt ist daher ein Angebot.

☐ d) Da der Zusendung des Prospekts an Dr. Heine keine Anfrage vorausging, handelt es sich um ein unverlangtes Angebot.

☐ e) Das Angebot über die zwölf Freischwingerstühle ist hingegen ein verlangtes Angebot.

☐ f) Sarah hat Bedenken, ob das Angebot rechtsverbindlich ist. Ihrer Auffassung nach fehlt im Angebot die Angabe einer Frist, z. B. Angebot gültig bis 30.08....., zur Annahme des Angebots.

☐ g) Melanie hingegen meint, ein Angebot muss nicht befristet, es kann auch unbefristet sein. Es muss dann nur auf dem gleichen Wege angenommen werden.

☐ h) Ihr fehlt im Angebot der Hinweis „verbindliches Angebot“. Solange dieser Hinweis fehlt, ist das Angebot unverbindlich.

☐ i) Im Prospekt hingegen steht der Vermerk „Preise freibleibend“. Hier wird die Bindung an das Angebot teilweise eingeschränkt.

3 Im Angebot an Dr. Heine sind die Lieferungs- und Zahlungsbedingungen der Firma SBP aufgeführt.
Prüfen Sie die folgenden Aussagen bezogen auf Ihre Richtigkeit.
Kreuzen Sie das entsprechende Kästchen an. Geben Sie die richtige Antwort, wenn eine Antwort falsch ist.

richtige Antwort?

Ja ☐ nein ☐

a) Zu den Zahlungsbedingung steht im Angebot: „2 % Skonto, bei Zahlung innerhalb von 14 Tagen“.
Skonto ist somit ein Nachlass für vorzeitige Zahlung.

Richtige Antwort: ....

....

....

Ja ☐ nein ☐

b) Zu den Zahlungsbedingung steht im Angebot: „bei Zahlung innerhalb von 30 Tagen netto“.
Dem Käufer wird ein Zahlungsziel eingeräumt. Einen solchen Kauf bezeichnet man als Terminkauf.

Richtige Antwort: ....

....

....

Ja ☐ nein ☐

c) Neben dem Skonto gewähren manche Lieferanten zusätzlich Rabatt.
Rabatt ist ein Nachlass, der nur beim Einkauf großer Mengen gewährt wird.

Richtige Antwort: ....

....

....

Ja ☐ nein ☐

d) Bei großen Anschaffungen kann der Käufer oft den Kaufpreis nicht sofort zahlen. Viele Lieferanten bieten daher die Möglichkeit des Ratenkaufs. Bei einem Ratenkauf leistet der Käufer eine Anzahlung. Den Rest des Kaufpreises tilgt er in gleichen Raten. Dabei behält sich der Verkäufer oft das Eigentumsrecht bis zur Begleichung der letzten Rate vor (Eigentumsvorbehalt).

Richtige Antwort: ....

....

....

		Ja	nein
e)	Im Angebot steht zur Lieferzeit: „Lieferung ca. 6–8 Wochen". Herr Dr. Heine hat in den Nachverhandlungen mit der Firma SBP schriftlich vereinbart, dass die Stühle am 30.09. .... geliefert werden. Eine solche Vereinbarung über einen genau bestimmten Liefertermin bezeichnet man als Terminkauf.	☐	☐

Richtige Antwort: ....

....

....

		Ja	nein
f)	Zum Erfüllungsort und zum Gerichtsstand wurde keine Vereinbarung getroffen. In diesem Fall gilt die gesetzliche Regelung. Demnach ist die Firma SBP verpflichtet, an ihrem Firmensitz die mangelfreie rechtzeitige Lieferung zu leisten. Geschieht dies nicht, muss Herr Dr. Heine im schlimmsten Fall an diesem Ort auf Leistung klagen. Herr Dr. Heine muss am Ort seiner Zahnarztpraxis die Freischwingerstühle annehmen und bezahlen. Erfüllt er diese Leistungen nicht, muss SBP am Ort der Praxis eine Klage auf Leistung einreichen.	☐	☐

Richtige Antwort: ....

....

....

4 Prüfen Sie, ob in den folgenden Fällen ein Kaufvertrag zustande gekommen ist. Kreuzen Sie die richtigen Aussagen an.

✗

☐ a) Dr. Heine erhält ein verbindliches Angebot über ein Kartenlesegerät von der Firma ALLMED. Er bestellt das Lesegerät termingerecht.

☐ b) Dr. Ludwig hat per Brief ein Angebot über einen Sterilisator erhalten. Er bestellt drei Wochen nach Eingang des Briefs den Sterilisator.

☐ c) Die Firma Medina hat Herrn Dr. Schreyer einen Drehhocker mit einem Höhenverstellbereich von 43–56 cm mit blauer Polsterung angeboten. Dr. Schreyer bestellt den Hocker mit einer Polsterung in der Farbe Hellgrau.

☐ d) Die Firma Praxisservice hatte in ihrem Angebot über Zahninstrumente vermerkt: „unverbindliches Angebot". Frau Dr. Block bestellt aufgrund des Angebots die Zahninstrumente.

☐ e) Die Firma Praxisservice sendet umgehend an Frau Dr. Block eine Auftragsbestätigung.

☐ f) Frau Dr. Schneider bestellt bei der Firma Medizin Service drei Packungen zu 100 Stück Latexhandschuhe.

5 Sarah möchte in ihrem Zimmer einen eigenen Fernseher haben. Ihr gefällt besonders ein Gerät zum Preis von 899,99 €. Da ihre Ersparnisse dafür nicht ausreichen, hat sie sich bei der Firma Schwanke den Ratenpreis angeben lassen. Folgende Angaben liegen vor:

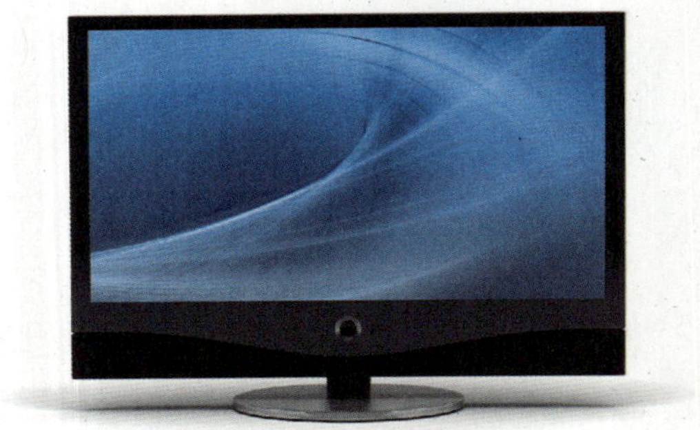

Blaupause XY-50GXW804 LED
126 cm (50 Zoll)

Unverbindliche Preisempfehlung
Statt 1.149,00 EUR

899,99 EUR **–22 %**
oder 25,40 EUR in 48 Raten

Sarah schließt mit der Firma Schwanke einen Kaufvertrag ab. Vereinbart wird Ratenzahlung. Im schriftlichen Vertrag sind angegeben

- Schriftlicher Hinweis auf das Rücktrittsrecht innerhalb von 14 Tagen
- Angabe des Barzahlungspreis
- Höhe und Anzahl der einzelnen Raten
- Effektiver Jahreszins

Fehlt in diesem Ratenkaufvertrag ein zwingend vorgeschriebener Inhalt? Begründen Sie Ihre Antwort.

....

....

....

6 Prüfen Sie die folgenden Aussagen zu den Vor- und Nachteilen des Ratenkaufs. Kreuzen Sie die **nicht zutreffenden** Aussagen an.

☐ a) Bei einem Ratenkauf kann man Waren erwerben und sofort nutzen, die man bar zum Zeitpunkt des Kaufs nicht bezahlen könnte.

☐ b) Wer über ein festes und auch zukünftig sicheres, ausreichend hohes Einkommen verfügt, kann problemlos einen Ratenkauf tätigen.

☐ c) Ein Ratenkauf ist immer mit wesentlich mehr Aufwand verbunden als die Aufnahme eines Kredites bei einer Bank.

☐ d) Beim Abschluss von Ratenkäufen ist genau vorauszuplanen, ob man die Raten auch abbezahlen kann.

☐ e) Nach Zahlung der Raten muss vom Gehalt genug Geld für den Lebensunterhalt übrig bleiben.

☐ f) Unerwartete zusätzliche Kosten, z. B. Reparturen am Auto, kann allerdings niemand voraussehen. In solchen Ausnahmefällen darf man die Zahlung der Raten aussetzen.

☐ g) Bei Anschaffungen, insbesondere, wenn es sich um größere Anschaffungen handelt, sollte man prüfen, ob die Kreditaufnahme bei einer Bank nicht günstiger ist als der Ratenkauf.

7 Sarah hat im Internet endlich den lang gesuchten Rollkragenpullover gefunden. Trendig und grob gestrickt entsprach der Pullover in der Farbe „Terra“ so ganz ihren Vorstellungen. Auch der Einzelpreis von 43,50 € einschließlich Versand war für eine Auszubildende noch akzeptabel.
Was für eine böse Überraschung erwartete sie aber bei der Lieferung der Ware! Entsprach doch die Farbe des Pullovers bei Weitem nicht derjenigen auf der entsprechenden Internetseite.
Was muss Sarah tun, um den Kauf rückgängig zu machen?

....

....

....

....

8 Melanie versteht nicht, warum die Rückgabe des Pullovers bei Sarah so kompliziert ist. Sie hat sich bei einem Onlinehändler mehrere Paare Schuhe kommen lassen. Zwei Paar Schuhe hat sie gekauft und die anderen auf Kosten des Händlers zurückgeschickt.
Wie kann es sein, dass die Rückgabe der Ware in diesem Fall so viel einfacher ist?

....

....

....

....

9 Prüfen Sie die folgenden Aussagen zu den allgemeinen Geschäftsbedingungen (AGB). Kreuzen Sie die zutreffenden Aussagen an.

- ☐ a) Allgemeine Geschäftsbedingungen (AGB) sind die in Verträgen von Unternehmen abgedruckten Vertragsbedingungen. Sie dienen dazu, Vertragsabschlüsse zu vereinfachen und zu beschleunigen.
- ☐ b) Bei Kaufverträgen sind aufgrund des harten Wettbewerbs die AGB so abgefasst, dass sie den Käufer immer begünstigen.
- ☐ c) Wenn der Käufer einen vorgedruckten Kaufvertrag unterschreibt, sind die AGB automatisch Bestandteil des Vertrags.
- ☐ d) Der Käufer kann dann in Ruhe die in den AGB getroffenen Vertragsbedingungen zu Hause nachlesen. Der Verkäufer muss ihm die vereinbarten Regelungen erläutert haben.
- ☐ e) AGB sind nur Bestandteil des Kaufvertrags, wenn der Verkäufer ausdrücklich auf die AGB hinweist, der Käufer die Möglichkeit hat, in zumutbarer Weise die AGB zur Kenntnis zu nehmen und er mit der Geltung der AGB einverstanden ist.
- ☐ f) Bei Online-Kaufverträgen werden die AGB automatisch Bestandteil des Kaufvertrags. Der Käufer muss allerdings die Möglichkeit haben, sich diese im Internet anzusehen.
- ☐ g) Abweichende Vereinbarungen zwischen Verkäufer und Käufer sind ungültig. Es gelten immer die Bestimmungen der AGB.

10 Das Gesetz schützt den Käufer vor Regelungen in den AGB, die ihn benachteiligen. Solche Regelungen sind unwirksam. Dabei unterscheidet man:

(1) überraschende Klauseln (2) verbotene Klauseln (3) bedenkliche Klauseln

Erklären Sie in der folgenden Übersicht diese drei Klauseln. Suchen Sie im Text Ihres Lehrbuchs jeweils ein passendes Beispiel zu jeder Klausel und setzen Sie dieses hier ein.

Überraschende Klausel

Begriff: ....

Beispiel: ....

....

Verbotene Klausel

Begriff: ....

....

Beispiel: ....

Bedenkliche Klausel

Begriff: ....

....

....

Beispiel: ....

11 Kaufverträge lassen sich u. a. nach Art, Güte und Beschaffenheit der Ware unterscheiden.
Ordnen Sie bei den Beispielen eine der folgenden Vertragsarten zu.
Setzen Sie hierzu die entsprechende Nummer in das Kästchen hinter den Beispielen.

- (1) Stückkauf (2) Gattungskauf (3) Kauf nach Besichtigung
- (4) Kauf zur Probe (5) Kauf nach Probe (6) Kauf auf Probe

a) Herr Dr. Heine kauft einen Luftreiniger für das Wartezimmer. Um zu testen, ob die Anlage ausreichend ist, vereinbart er mit dem Verkäufer eine Rückgabefrist von 14 Tagen.	....
b) Mit der Renovierung der Zahnarztpraxis von Herrn Dr. Heine soll auch der Praxisempfang neu gestaltet werden. Die Firma SBP liefert den nach Maß gefertigten Empfang.	....
c) Sarah möchte einen im Internet angebotenen E-Roller kaufen. Da der Verkäufer in der Nähe wohnt, vereinbart sie einen Besichtigungstermin. Sarah schaut sich den Roller, unternimmt eine Probefahrt und kauft diesen dann.	....
d) Melanie kauft im Auftrag von Dr. Heine bei der Firma zf-dental ein Zahnpflegeset zum Preise von 38,90 EUR.	....
e) Herr Dr. Heine hat nach einer Anfrage von der Firma Medidruck mehrere Muster für Visitenkarten erhalten. Er wählt eines der Muster aus und bestellt 250 Karten.	....
f) Melanie und Sarah möchten eine neue Kaffeesorte ausprobieren. Sie kaufen 250 Gramm Kaffee bei einem Kaffeeröster in der Nähe der Zahnarztpraxis. Nachdem alle in der Praxis den Geschmack gelobt haben, kaufen sie weitere drei Pfund Kaffee von dieser Sorte.	....

12 Prüfen Sie die folgenden Aussagen zu den „Vertragsformen nach der Bestimmung der Lieferzeit“.
Kreuzen Sie die **nicht zutreffende** Aussage an.

X ☐ a) Bei einem Fixkauf ist der Liefertag im Kaufvertrag genau bestimmt.

☐ b) Bei einem Sofortkauf erfolgt die Lieferung unmittelbar nach der Bestellung.

☐ c) Bei einem Terminkauf wird ein genauer Termin für die Lieferung der Ware vereinbart.

☐ d) Bei einem Kauf auf Abruf geht es um die Einsparung von Lagerkosten. Es wird eine große Menge einer Ware eingekauft. Diese große Menge wird aber nicht geliefert. Der Käufer ruft bei Bedarf kleinere Teilmengen ab.

☐ e) Die meisten Einkäufe im Internet sind Sofortkäufe, auch wenn die Lieferung der Ware einige Tage in Anspruch nimmt.

☐ f) Bei größeren Anschaffungen, z. B. Kauf eines neuen Autos, wird das Produkt erst oft nach Auftragseingang hergestellt. Der Händler gibt dann im Kaufvertrag eine Lieferfrist an. Somit handelt es sich um einen Terminkauf.

13 Tragen Sie in den folgenden Fällen ein, ob es sich um einen Verbrauchsgüterkauf, einen Privatkauf, einen zweiseitigen Handelskauf oder einen sonstigen einseitigen Handelskauf handelt.

Melanie kauft einen Gebrauchtwagen von ihrem Onkel.	....
Ihren eigenen Wagen verkauft sie an einen Gebrauchtwagenhandler.	....
Sarah kauft für die Prüfungsvorbereitung ein Arbeitsheft in einer Buchhandlung.	....
Eine Apotheke kauft mehrere Produkte einer Kosmetikserie bei einer Großhandlung.	....
Sarah übernimmt von Herrn Dr. Heine den gebrauchten Computer zum Preis von 100,00 €.	....

2 Störungen bei der Erfüllung des Kaufvertrags

2.1 Nicht-Rechtzeitig-Lieferung (Lieferungsverzug)

1 Voraussetzung für den Lieferungsverzug ist die Fälligkeit der Lieferung und das Verschulden des Lieferers.
Prüfen Sie die folgenden Aussagen zu Fälligkeit und Verschulden.
Kreuzen Sie die zutreffenden Aussagen an.

✗

☐ a) Bei Vereinbarungen wie „Lieferung ab November", „Lieferung frühestens in vier Wochen" ist der Liefertermin nicht genau bestimmt. Der Käufer kann in diesem Fall bestimmen, wann die Lieferung im November bzw. nach vier Wochen erfolgen soll.

☐ b) Bei einem nicht genau bestimmten Liefertermin, sendet der Käufer dem Verkäufer nach Überschreiten der Lieferfrist eine Mahnung. In der Mahnung verlangt er die sofortige Lieferung der Ware.

☐ c) In der Mahnung des Käufers an den Verkäufer setzt der Käufer dem Verkäufer eine Frist, bis zu der die Lieferung spätestens erfolgen muss. Liefert der Verkäufer bis zum Ablauf der Frist nicht, ist er im Lieferungsverzug.

☐ d) Selbst wenn ein Kalendertag für die Lieferung festgelegt ist (Lieferung am 28.01...), sendet der Käufer bei Nichtlieferung an diesem Tag eine Mahnung an den Verkäufer. Nur so kann er erfahren, warum der Verkäufer die Ware nicht geliefert hat.

☐ e) Bei einem genau bestimmten Liefertag (Lieferung 11.04...) bzw. errechenbaren Liefertag (z. B. Lieferung vier Wochen nach Auftragseingang) gerät der Verkäufer nach Überschreiten des Termins ohne Mahnung in Verzug.

☐ f) Ein Zahnarzt hat Praxisbedarf bei einem Dentalhandel gekauft. Vereinbart war eine Lieferung innerhalb acht Tagen. Nach mehreren Tagen meldet sich der Lieferant. Er kann wegen des hohen Krankenstands bei den Auslieferungsfahrern den Praxisbedarf zur Zeit nicht liefern. Der Zahnarzt geht davon aus, dass kein Lieferungsverzug vorliegt.

2 Entscheiden Sie in den folgenden Fällen, welches Recht der Käufer sinnvollerweise bei einer Nicht-Rechtzeitig-Lieferung in Anspruch nimmt.

Fall	In Anspruch genommenes Recht
Herr Dr. Nikodemus hat bei der Fa. Münter einen Praxisempfang bestellt. Der soll nach den Belangen der Zahnarztpraxis nach Maß gefertigt werden. Als Liefertermin war der 01.04. ... fest vereinbart.	....
Frau Dr. Sahin hat bei der Fa. Praxisbedarf Moll Abdrucklöffel bestellt. Trotz Mahnung und Setzung einer Nachfrist erfolgt keine Lieferung. Die gleichen Löffel sind auch bei der Fa. Schäfer-Dentalbedarf erhältlich, allerdings zu einem höheren Preis.	....
Die Tochter von Herrn Dr. Lange hat ihr Examen als Zahnärztin bestanden. Herr Dr. Lange hat als Geschenk zum bestandenen Examen drei Münzen zum Preis von 450,00 € bei der Fa. Leu gekauft. Die Lieferung wurde verbindlich zum 15.10. ... zugesagt. Herr Dr. Lange hat eine passende Münzkassette aus Leder zum Preis von 120,00 € bei der Fa. Kempen anfertigen lassen. Am 10.10. ... teilt ihm die Fa. Leu mit, dass sie die Münzen nicht liefern kann. Diese seien leider ausverkauft.	....
Frau Dr. Nikodemus hat einen Instrumentenschrank bei der Fa. Eichel gekauft. Die Lieferung soll am 10.05. ... erfolgen. Trotz einer Nachfrist bis zum 30.05. ... erfolgt keine Lieferung. Der gleiche Schrank wird zu einem günstigeren Preis von der Fa. Weis angeboten.	....

2.2 Schlechtleistung (Lieferung mangelhafter Ware)

1 Entscheiden Sie in den folgenden Fällen, welche Art von Sachmangel vorliegt.

Fall	Art des Sachmangels
Nurcan hat sich bei einem Gebrauchtwagenhändler ein Auto gekauft. Im Vertrag steht, dass es sich um ein unfallfreies Auto handelt. Bei der ersten Inspektion in einer Vertragswerkstatt stellt sich heraus, dass es sich um ein Unfallfahrzeug handelt.	....
Weiterhin verbraucht der Wagen übermäßig viel Öl.	....
Frau Dr. Beck hat bei der Fa. Jandl Kurzarmkittel mit Fleckenschutz aus reiner Baumwolle bestellt. Der Stoff lässt aber darauf schließen, dass Kunstfasern enthalten sind. Dies bestätigt sich durch das Etikett.	....
Seit Stunden müht sich Sarah, ihr neu erworbenes Bücherregal entsprechend der Montageanleitung zusammenzubauen. Erst Sarahs Vater bemerkt, dass die Montageanleitung so nicht richtig sein kann.	....

Fall	Art des Sachmangels
Herr Dr. Heine ärgert sich maßlos: „Im Augenblick klappt aber nichts richtig!" Er hatte beim Dentalhandel Lange 500 Allzweckbecher, weiß, 100 ml bestellt. Geliefert wurden prompt 5 000 Becher.	....
Sarahs Eltern hatten sich auf ihre neue Einbauküche gefreut. Links an der Wand sollte die Küchenzeile mit einer Kühl-Gefrier-Kombination beginnen. Die Türen sollten zum Raum hin zu öffnen sein. Nun sind die Türen vom Kühlschrank und der Gefriertruhe so angebracht, dass sie zur Wand hin öffnen.	....
Frau Dr. Pelster ärgert sich über ihren neuen Sterilisator. Im Prospekt wurde eindeutig ein bestimmter Stromverbrauch pro Stunde zugesichert. Verbrauchsmessungen haben aber ergeben, dass das Gerät wesentlich mehr Strom verbraucht.	....

2 Sarah hat sich ein neues Smartphone gekauft. Leider erreicht es von Anfang an nicht die angegebene Laufzeit von 36 Stunden. Mit der Zeit muss sie in immer kürzeren Zeitabständen das Smartphone aufladen. Nach vierzehn Monaten Nutzung fällt der Akku ganz aus. Der Händler schickt das Gerät an den Hersteller mit der Bitte, im Rahmen der Gewährleistung den Akku kostenfrei auszutauschen. Der Hersteller lehnt dies ab. Nach einigem Hin- und Her erklärt sich der Hersteller dann doch bereit, aus Kulanzgründen den kostenfreien Akkutausch vorzunehmen.

a) Mit welcher Begründung kann der Hersteller einen kostenfreien Austausch ablehnen?

....

....

....

....

b) Aufgrund von Meldungen im Internet erfährt Yasmina, dass für ihr Smartphone vom Hersteller keine Updates von Software mehr zur Verfügung gestellt werden. Das Modell ist zwar seit vier Jahren auf dem Markt, aber seit dem Kauf des Smartphones sind gerade einmal 16 Monate vergangen.
Liegt in diesem Fall eine mangelhafte Lieferung vor?

....

....

....

....

3 Prüfen Sie die folgenden Fälle zur Mängelrüge. Die zu den Fällen aufgezählten Rechte des Käufers sind durcheinander geraten.
Nehmen Sie die richtige Zuordnung zu. Setzen Sie hierzu in den Kästchen die richtige Nummer ein.

Fall	Vom Käufer in Anspruch genommenes Recht
a) Dr. Heine hat bei der Firma ‚Praxisinvent' einen Instrumentenschrank gekauft. Auf der Rückseite des Schranks ist durch den Transport eine kleine Delle zu sehen. Dr. Heine verzichtet auf eine Nachbesserung.	**(1) Schadenersatz**
b) Die Firma HPD hat den neuen Schreibtischstuhl leider ohne die bestellten Armlehnen geliefert.	**(2) Rücktritt vom Vertrag**
c) Am neu gelieferten Fotokopierer klemmt ab und zu das Papierfach.	**(3) Neulieferung**
d) Der SAN-Sterilisator erreicht nicht die notwendige Sterilisationstemperatur. Zweimal wurde das Gerät vom Hersteller zwecks Beseitigung des Fehlers bereits repariert.	**(4) Reparatur**
e) Termine mussten wegen eines Geräteausfalls abgesagt werden. Dr. Heine entgehen dadurch die entsprechenden Honorare.	**(5) Ersatz vergeblicher Aufwendungen**
f) Herr Dr. Heine hat über das Internet einen Kunstdruck bei der Galerie Artis bestellt. Der Druck hat eine begrenzte Auflage. Aufgrund der Maßangaben lässt Herr Dr. Heine einen Rahmen anfertigen. Nach einiger Zeit teilt ihm die Galerie Artis mit, dass der für Herrn Dr. Heine reservierte Druck beschädigt wurde. Ein weiterer Druck stände leider nicht zur Verfügung.	**(6) Minderung**

Richtige Zuordnung:

a) ☐ b) ☐ c) ☐ d) ☐ e) ☐ f) ☐

2.3 Annahmeverzug

1 Prüfen Sie die folgenden Aussagen.
Kreuzen Sie die **nicht zutreffende Aussage** an.

✗ ☐ a) Ein Annahmeverzug liegt vor, wenn der Käufer die zur rechten Zeit am rechten Ort gelieferte mangelfreie Ware nicht annimmt.

☐ b) Trotz der Annahmeverweigerung bleibt die Verantwortung der Ware beim Verkäufer.

☐ c) Wird die Ware nach der Annahmeverweigerung beim Rücktransport zum Verkäufer beschädigt, haftet der Käufer.

☐ d) Der Verkäufer kann die ordnungsgemäß gelieferte Ware nach der Annahmeverweigerung bei sich lagern.

☐ e) Verfügt er nicht über ausreichend Platz im eigenen Lager, kann er die Ware auf Kosten des Käufers in einem Lagerhaus lagern.

2 Beim Annahmeverzug stehen dem Verkäufer folgende Rechte zu:

- (1) Rücktritt vom Vertrag
- (2) Klage auf Abnahme
- (3) Selbsthilfeverkauf
- (4) Notverkauf

Welches Recht wird der Verkäufer jeweils in Anspruch nehmen? Ordnen Sie das jeweilige Recht richtig zu. Setzen Sie hierzu die entsprechende Nummer in das Kästchen.

a) Die Ware ist leicht verderblich und kann nur kurze Zeit gelagert werden.	....
b) Die Ware wurde speziell für den Käufer angefertigt.	....
c) Die Ware wird von Kunden stark nachgefragt und daher leicht zu veräußern. Der Verkäufer möchte sich möglichst jeden weiteren Ärger und Aufwand ersparen.	....
d) Die Ware wird in einem Lagerhaus gelagert und soll veräußert werden.	....

2.4 Nicht-Rechtzeitig-Zahlung (Zahlungsverzug)

1 Wann gerät ein Käufer (Schuldner) in Zahlungsverzug?
Beschreiben Sie die Voraussetzungen für den Verzug bei den folgenden Möglichkeiten.

Der Zahlungstermin ist genau festgelegt.

....

....

Eine Zahlungsfrist wurde vereinbart.

....

....

Ein Zahlungstermin wurde nicht vereinbart.

....

....

Es gilt die 30-Tage-Regel.

....

....

2 Prüfen Sie die folgenden Aussagen zum Zahlungsverzug.
Kreuzen Sie die **nicht zutreffende Aussage** an.

✗

☐ a) Der Verkäufer wird in der Regel auf die Zahlung des Kaufpreises bestehen.

☐ b) Dem Käufer werden Verzugszinsen und alle Mahnkosten in Rechnung gestellt.

☐ c) Ist die Ware problemlos anderweitig zu verkaufen, kann der Verkäufer vom Verkauf zurücktreten. Ein Problem dabei ist, die Ware vom Käufer zurückzuerhalten.

☐ d) Hierzu kann der Verkäufer den Käufer informieren und ohne Frist die Herausgabe der Ware verlangen.

☐ e) Die fristlose Herausgabe der Ware ist nur bei Absicherung der Ware durch einen Eigentumsvorbehalt möglich.

☐ f) Beim Eigentumsvorbehalt bleibt der Verkäufer bis zur vollständigen Bezahlung Eigentümer der Ware.

☐ g) Bei einem Rücktritt vom Vertrag werden dem Käufer die Rücknahmekosten, Verzugszinsen, Wertminderungen der Ware und eventuelle Mindereinnahmen beim anderweitigen Verkauf der Ware in Rechnung gestellt.

3 Grundsätze der Beschaffungsplanung und Lagerhaltung

1 Was ist das Ziel einer sorgfältigen Beschaffungsplanung?

....

....

2 Eine Besonderheit in der Beschaffungsplanung stellt der Sprechstundenbedarf dar. Prüfen Sie die folgenden Aussagen zum Sprechstundenbedarf. Kreuzen Sie die zutreffende Aussage an.

✗

☐ a) Bei der Behandlung von Kassen- und Privatpatienten werden auch Materialien verwendet, die zum Sprechstundenbedarf gehören. Die gesetzlichen Krankenkassen übernehmen die Kosten für diese Artikel.

☐ b) Zum Sprechstundenbedarf zählen alle Mittel, die im Rahmen einer vertragsärztlichen Behandlung bei mehr als einem Patienten angewendet werden.

☐ c) Zum Sprechstundenbedarf gehören auch alle Mittel und Materialien zum Einsatz bei Notfällen, wie der Notfallkoffer.

☐ d) Was zulässige Artikel des Sprechstundenbedarfs sind, legen die gesetzlichen Krankenversicherungen fest.

☐ e) Der Zahnarzt stellt einmal im Monat ein Kassenrezept über die benötigten Materialien des Sprechstundenbedarfs aus.

3 Was versteht man unter Praxisbedarf?

....

....

4 Prüfen Sie die folgenden Aussagen zur Beschaffungsplanung.
Kreuzen Sie die zutreffenden Aussagen an.

X
- ☐ a) Die Beschaffungsplanung bezieht sich auf die Ermittlung der zu beschaffenden Materialien des Sprechstundenbedarfs.
- ☐ b) Einzige Grundlage für die Bestellung bei einem Lieferanten ist eine langfristige, zuverlässige Geschäftsbeziehung.
- ☐ c) Sobald die Materialien eintreffen, erfolgt eine sorgfältige Wareneingangskontrolle. Anschließend werden die Waren fachgerecht gelagert.
- ☐ d) Es ist wichtig, immer Materialien über den Bedarf der Zahnarztpraxis hinaus einzukaufen. So ist man vor unliebsamen Überraschungen, wie Verzögerungen bei der Lieferung, sicher.
- ☐ e) Zur Sicherung des Praxisbetriebes ist es sinnvoll, kurzfristig kleine Mengen einzukaufen. So kann man auf die Schwankungen der Anzahl der Patienten am besten reagieren.
- ☐ f) Nur bei einem kurzfristigen Einkauf kleiner Mengen ist sichergestellt, dass die Materialien nicht aufgrund des Überschreitens des Verfallsdatums entsorgt werden müssen.
- ☐ g) Ziel der Beschaffungsplanung ist ein kostengünstiger Einkauf. Die Menge der Artikel muss auf den Bedarf der Zahnarztpraxis abgestimmt sein.

5 Die folgende Aufstellung der Grundsätze der Lagerhaltung ist völlig durcheinandergeraten. Bringen Sie die Aussagen wieder in die richtige Reihenfolge. Setzen Sie hierzu hinter die Aussagen eine 1 für die Aussage, die an erster Stelle stehen muss, eine 2 für die zweite Aussage usw.

a) Waren stets an einem bestimmten Platz lagern	....
b) Kenntnisnahme und Beachtung von Gefahrenhinweisen auf den Verpackungen	....
c) Waren übersichtlich lagern, sodass schnelle Entnahme gesichert ist	....
d) Falls erforderlich, Ware in hygienischen sowie klimatischen Räumlichkeiten und Behältnissen lagern	....
e) Zu- und Abgänge im Materialverwaltungsprogramm festhalten	....
f) Regelmäßige Lagerkontrolle durchführen und dabei Ware mit abgelaufenem Verfalldatum aussortieren sowie sachgerecht entsorgen	....
g) Nur kontrollierte und ordnungsgemäße Ware lagern	....
h) In bestimmten Zeitabständen eine Bestandskontrolle (Inventur) durchführen	....
i) Neue Ware hinter die alte einordnen	....

6 In der Zahnarztpraxis von Herrn Dr. Heine werden im Durchschnitt täglich 50 Paar Einmalhandschuhe verbraucht. Die Lieferzeit beträgt 6 Werktage. Der Mindestbestand beträgt 300 Paar; der Höchstbestand wurde auf 1 000 Paar festgelegt.

a) Errechnen Sie den Meldebestand.

Meldebestand = ...

b) Was versteht man unter dem Meldebestand?

c) Errechnen Sie die optimale Bestellmenge:

Optimale Bestellmenge = ...

d) Erläutern Sie den Begriff der optimalen Bestellmenge.

4 Zahlungsverkehr

4.1 Das Geldsystem und die Funktionen des Geldes

1 Das Geldsystem ist gekennzeichnet durch Bargeld und Buchgeld (Giralgeld).

a) Was versteht man unter Buchgeld (Giralgeld)?

b) Betrachten Sie die folgende Abbildung:

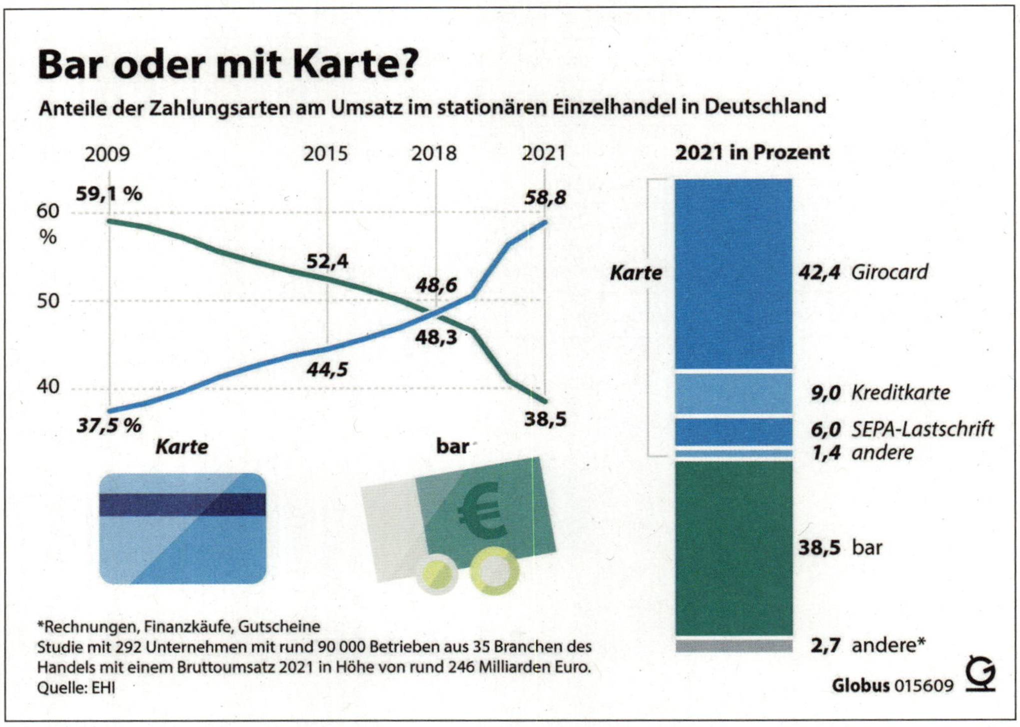

Welche Entwicklung zeigt diese Grafik?

2 Sarah und Melanie unterhalten sich darüber, wie die Preise gestiegen sind. Sarah: „In letzter Zeit ist alles teurer geworden. Gestern habe ich für einen Eiskaffee hier 4,90 € bezahlt. Ob das wohl am Euro liegt?“ Melanie, die gerade aus dem Italienurlaub zurück ist, sagt: „Das ist ja wirklich teuer. In Italien habe ich meist nur 4,00 € bezahlt. Wenn auch manche über den Euro schimpfen, so hat er doch große Vorteile.“ An welche Vorteile denkt Melanie in diesem Zusammenhang?

....

....

3 Geld hat die Funktion

- (1) allgemein anerkanntes Tauschmittel
- (2) gesetzliches Zahlungsmittel
- (3) Wertmaßstabe und Recheneinheit
- (4) Wertübertragungsmittel

Ordnen Sie den folgenden Situationen die entsprechende Geldfunktion zu.
Setzen Sie hierzu die entsprechende Ziffer in die Kästchen.

a) Sarah hat Geburtstag. Ihre Tante Marlies schenkt ihr 100,00 €.	....	....
b) Nina ist zum Geburtstag bei Sarah eingeladen. Sie fährt mit dem Bus und zahlt beim Fahrer den Fahrpreis von 2,00 €.	....	....
c) Sarahs Eltern schenken die gewünschte Stereoanlage. Sie haben im Internet nach dem günstigsten Anbieter gesucht. Das Fachgeschäft Fern verkauft ihnen die Anlage zum günstigen Internetpreis.	....	....
d) Nina hebt 200,00 € am Geldautomaten ihrer Bank ab. Sie erhält dreimal 50,00 €, zweimal 20,00 € und einmal 10,00 €.	....	....

4.2 Zahlungsarten

1 Nicole hat beim Händler Großmann den Kaffee für die Zahnarztpraxis gekauft. Wunschgemäß erhält sie eine Quittung.
Prüfen Sie, welcher **falsche** Bestandteil sich in die folgende Aufzählung eingeschlichen hat.
Kreuzen Sie diesen an.

✗

- ☐ a) Ein Betrag von 15,80 € wird in Ziffern und in Worten quittiert.
- ☐ b) Als Name des Zahlers wurde Zahnarztpraxis Dr. Heine eingesetzt.
- ☐ c) 2 Pfund Superior Kaffee wurden als Grund der Zahlung eingesetzt.
- ☐ d) Die Empfangsbestätigung „dankend erhalten“ ist im Quittungsformular eingedruckt.
- ☐ e) Herr Großmann bestätigt die Zahlung mit „Essen, 10. Nov. 20..“ und seiner Unterschrift
- ☐ f) Nicole unterschreibt die Quittung mit „i. A. Nicole Westermann“.

2 Prüfen Sie die folgenden Aussagen zur Überweisung und zur Nachnahme.
Kreuzen Sie die richtige Aussage an.

✗

- ☐ a) Ärzte fügen oft ihren Rechnungen den Vordruck „Überweisung“ bei. Der Patient kann dann dann bequem mit Hilfe des Vordrucks den Rechnungsbetrag überweisen.

☐ b) Den Geldeinzug durch eine Nachnahme nutzen die Praxen zu einer letzten Mahnung beim gerichtlichen Mahnverfahren. Der säumige Patient erhält ein angekündigtes Mahnschreiben ausgehändigt, wenn er den Nachnahmebetrag bezahlt.

☐ c) Bei einer Überweisung im Inland muss der Kontoinhaber die IBAN und die BIC des Zahlungsempfängers einsetzen. Nur so kann die Zahlung ordnungsgemäß auf dem Konto des Zahlungsempfängers gutgeschrieben werden.

☐ d) Auch wenn Datum und Unterschrift auf der Überweisung fehlen, wird diese unverzüglich ausgeführt.

☐ e) Überweisungen von Bankkonto zu Bankkonto sind mit einer normalen Überweisung nur im Inland möglich.

3 Prüfen Sie in den folgenden Fällen, ob sich eher ein Dauerauftrag (1) oder das Lastschriftverfahren (2) für die Bezahlung eignet.
Setzen Sie die entsprechende Ziffer ein.

a) Miete	....
b) Strom	....
c) Kfz-Versicherung	....
d) Sparbetrag, der regelmäßig vom Girokonto auf das Sparbuch überwiesen wird.	....
e) GEZ-Gebühr für das öffentlich-rechtliche Fernsehen	....
f) Gebühren für Internet und Telefon	....

4 Begründen Sie, warum Sie sich in einigen Fällen für den Dauerauftrag, in den anderen Fällen für das Lastschrifteinzugsverfahren entschieden haben.

....

....

....

....

....

....

....

....

5 In die folgenden Aussagen zum online-banking haben sich Fehler eingeschlichen.
Kreuzen Sie die fehlerhafte Aussage an.

✗ ☐ a) Die Banken versuchen möglichst viele Kunden für das Online-Banking zu gewinnen. Sie bieten ihren Kunden eine preiswerte oder sogar gebührenfreie Kontoführung an.

☐ b) Der Kontoinhaber meldet sich auf der Internetseite seiner Bank mit seinem Benutzernamen und seiner PIN an. Dann kann er alle Dienstleistungen seiner Bank online in Anspruch nehmen.

☐ c) Für jede Transaktion muss mit Ausnahme der TAN-freien Zahlungsvorgänge eine TAN eingegeben werden. TANs werden auf unterschiedlichen Übertragungswegen vom Kreditinstitut zur Verfügung gestellt.

- ☐ d) Für das Online-Banking werden zunehmend Mobiltelefone genutzt. Banking-Apps steuern die Abwicklung aller Bankgeschäfte.

- ☐ e) Über das Telefonbanking kann der Bankkunde seine Bankgeschäfte sprachgesteuert abwickeln. Voraussetzung hierbei ist ein Festnetzanschluss.

6 Die Girokarte wird sehr oft zum bargeldlosen Einkauf genutzt.
Beschreiben Sie kurz die folgenden Nutzungsmöglichkeiten.

Bargeldabhebung:

Bargeldlose Zahlung in Geschäften:

7 Prüfen Sie die folgenden Aussagen zur Kreditkarte.
Kreuzen Sie die zutreffenden Aussagen an.

- ☐ a) Um eine Kreditkarte zu erhalten, schließt der Kontoinhaber mit seiner Bank einen Vertrag. Diese stellt im die Kreditkarte kostenfrei oder gegen eine Gebühr zur Verfügung.

- ☐ b) Der Karteninhaber kann nun in allen Geschäften Einkäufe mit der Kreditkarte bezahlen. Bei Einkäufen über 50,00 € muss er aber seine PIN eingeben.

- ☐ c) Die Bank zieht den Händlern bei der Gutschrift des Einkaufsbetrags eine Provision ab.

- ☐ d) Die Kreditkarte kann auch bei Online-Einkäufen genutzt werden. Dabei ist aber große Vorsicht geboten. Die Karte sollte nur zum Einkauf bei bekannten und vertrauenswürdigen Händlern eingesetzt werden.

- ☐ e) Der Karteninhaber kann die Kreditkarte auch zur Bargeldbeschaffung nutzen. Diese Dienstleistung ist bei der Bank des Kontoinhabers kostenfrei.

- ☐ f) Wesentliche Vorteile der Kreditkarte sind der bargeldlose Einkauf bei allen Vertragsunternehmen, Begrenzung des Risikos bei Verlust und Missbrauch und die erst spätere Belastung der getätigten Einkäufe.

Lernfeld 13: **Arbeitsprozesse organisieren und optimieren**

1 Praxisorganisation

1 Setzen Sie in die folgenden Kästchen die Hauptaufgaben ein, die üblicherweise in der zahnärztlichen Praxis unterschieden werden.

....	....
....	....

2 In die folgenden Aussagen zur Aufbau- und Ablauforganisation haben sich Fehler eingeschlichen.
Kreuzen Sie die Aussagen an, die **fehlerhaft** sind.

✗

☐ a) Die in den Kästchen genannten Hauptaufgaben einer Zahnarztpraxis sind die Basis der Praxisorganisation. Man bezeichnet diese als Aufbauorganisation.

☐ b) Bei jeder dieser Hauptaufgaben ist genau festzulegen, welche Tätigkeiten in diesen Bereichen von der ZFA auszuführen sind.

☐ c) Die Ermittlung und Beschreibung aller delegierbaren Leistungen bezeichnet man als Ablauforganisation.

☐ d) Die delegierbaren Leistungen werden grundsätzlich nur einer einzelnen ZFA zugewiesen (Einzelzuordnung).

☐ e) Bei der Zuteilung von Aufgaben ist es manchmal sinnvoll, diese einem Bereich zuzuordnen (Gruppenzuordnung).

☐ f) Eine genau geregelte Arbeitsteilung trägt dazu bei, dass Aufgaben nicht doppelt oder gar nicht erledigt werden.

☐ g) Die Aufteilung der delegierbaren Leistungen auf die einzelnen Zahnmedizinischen Fachangestellten ist eine Aufgabe, die nur vom Praxisinhaber selbst vorgenommen werden darf.

☐ h) Die Aufgabenteilung wird üblicherweise dokumentiert (Zuständigkeitsmatrix). So ist für jeden Mitarbeiter einsehbar, wer für welche Aufgabe zuständig ist.

3 Die in einem Aufgabenbereich zusammengefassten Teilaufgaben, die eine ZFA übernimmt, bezeichnet man als Stelle.
Welche Gesichtspunkte sind bei der Zusammenfassung der Teilaufgaben zu einer Stelle zu beachten?

(1) ....

....

(2) ....

....

(3) ....

....

4 Folgende Stellenanzeige wurde im Internet aufgegeben:

Stellenangebot für Zahnmedizinische Fachangestellte	
Stellenprofil:	Wir suchen eine erfahrene Zahnmedizinische Fachangestellte für unsere Zahnarztpraxis. Erforderlich sind Kenntnisse in allen Tätigkeiten einer Praxis für Zahnmedizin. Der Schwerpunkt der Tätigkeit ist die Unterstützung des Zahnarztes bei der Behandlung sowie die Abrechnung der zahnärztlichen Leistungen. Die Vertreterin der Erstkraft sollte über umfassende Kenntnisse in Personalführung und Praxisorganisation verfügen. Wir erwarten ein freundliches Auftreten, ein gepflegtes Äußeres und Teamfähigkeit.
Branche:	Praxis für Zahnheilkunde
Arbeitsort:	Dr. Jürgen Braun, Huestraße 10, 44787 Bochum
Arbeitszeit:	Vollzeit
Verdienst:	nach Vereinbarung
Beginn:	01.09. ...
Beschäftigungsdauer:	unbefristet
Bewerbung:	Wir bitten um eine schriftliche Bewerbung an die oben genannte Adresse.

Die Stellenanzeige wurde aufgrund einer Stellenbeschreibung erstellt.
Ordnen Sie den folgenden Punkten einer Stellenbeschreibung die zugehörigen Inhalte aus der oben abgebildeten Stellenanzeige zu.

(1) Stellenanforderung: ....

....

....

(2) Stellenaufgabe: ....

....

(3) Stelleneingliederung: ....

....

(4) Besondere Kompetenzen: ....

....

(5) Entlohnung: ....

....

5 Entscheiden Sie in den folgenden Fällen, ob es sich um

- generelle Regelungen (G),
- fallweise Regelungen (F),
- Improvisation (I)

handelt. Setzen Sie die entsprechenden Buchstaben in die Kästchen ein.

a) In der Zahnarztpraxis ist festgelegt, dass in der Sprechstunde nur Patienten behandelt werden, die ordnungsgemäß einen Termin vereinbart hatten.	....
b) Für Patienten, die aufgrund einer akuten Erkrankung dringend behandelt werden müssen (Notfallpatienten), gibt es täglich eine Notfallsprechstunde.	....
c) Unerwartete Verzögerungen bei prothetischen Behandlungen haben den Terminplan durcheinander gebracht. Die Wartezeit beträgt mehr als 60 Minuten. Der Zahnarzt ordnet an, dass Patienten umbestellt werden.	....
d) Während einer Behandlung kollabiert ein Patient. Der Zahnarzt leistet sofort alle notwendigen Behandlungsmaßnahmen.	....
e) Bei der Quartalsabrechnung sind Störungen aufgetreten. Die Firma, die den Computer und die Praxissoftware wartet, behebt den Schaden. Aufgrund der zeitlichen Verzögerung einigt sich der Zahnarzt mit dem Personal, dass die Abrechnung fertiggestellt wird. Es fallen für alle Überstunden an.	....
f) Ein Patient hat einen Termin mit einer geplanten Behandlungsdauer von 30 Minuten abgesagt. Der Zahnarzt bittet eine ZFA, Patienten, die auf einen Termin warten, anzurufen. Ihnen wird dieser Termin angeboten.	....

2 Einbindung des Praxispersonals

1 Prüfen Sie die folgenden Aussagen zu Führungsstilen.
Kreuzen Sie die Aussagen an, die einen autoritären Führungsstil kennzeichnen.

✗

- ☐ a) Eine ZFA ist plötzlich erkrankt. Sie sollte heute dem Zahnarzt bei der Behandlung assistieren. Nach Rücksprache und Beratung des Zahnarztes mit seiner Erstkraft bitten sie eine andere ZFA, für heute die Assistenz zu übernehmen.
- ☐ b) Der Praxisinhaber lädt ein zu einer Teambesprechung. Er möchte die Abläufe bei der Prophylaxe neu organisieren.
- ☐ c) Der Zahnarzt ordnet an, dass die Abrechnungsdaten nicht mehr von der ZFA im Behandlungszimmer eingegeben werden. Diese sind zu notieren und ab sofort zentral am Praxisempfang in den Computer einzugeben.
- ☐ d) Eine ZFA arbeitet seit drei Monaten in der Praxis. Ihre Probezeit endet nach dieser Zeit. Der Zahnarzt bittet zu einem Gespräch. Er teilt ihr mit, dass er mit ihrer Arbeit sehr zufrieden ist und dass sie nun einen unbefristeten Arbeitsvertrag erhält.
- ☐ e) In der Zahnarztpraxis wird die Aufgabenverteilung zwischen den ZFA neu organisiert. Der Praxisinhaber legt fest, wer zukünftig für den Praxisempfang und die Verwaltung und wer für die Assistenz zuständig ist.

2 Um welche Art von Führungsstil handelt es sich bei den **nicht angekreuzten** Aussagen?

....

3 Welche Art von Befugnis nehmen die ZFA in den folgenden Fällen war?

a) Miray führt beim Patient Otto Dierken im Rahmen der Prophylaxe die Reinigung der Zähne durch. Sie nutzt hierzu die Behandlungseinheit im Prophylaxezimmer.

....

b) Mariana hat sich krank gemeldet. Die Erstkraft Defne bittet daraufhin die Auszubildende Sandra, heute der Kollegin Julia bei der Erstellung der Privatliquidationen zu helfen.

....

....

c) Defne schaut sich den Vorrat an Druckerpapier und sonstigem Schreibbedarf an. Sie erstellt eine Liste der zu bestellenden Artikel. Anschließend bestellt sie diese beim Bürobedarf Walters.

....

....

4 In der Zahnarztpraxis von Herrn Dr. Heine ist Melanie als Erstkraft für die Praxisorganisation und -verwaltung zuständig (Einliniensystem). In der Praxisgemeinschaft nebenan ist eine ZFA für den Praxisempfang, die Terminplanung und Verwaltung zuständig, eine weitere ZFA organisiert den Personaleinsatz bei der Assistenz, in der Prophylaxe und im Labor (Mehrliniensystem). Erläutern Sie, was man unter dem jeweiligen System versteht und welche Vor- bzw. Nachteile diese Systeme haben.

Einliniensystem

Begriff: ....

Vorteile: ....

Nachteile: ....

....

Mehrliniensystem

Begriff: ....

....

Vorteile: ....

Nachteile: ....

....

3 Beiträge des Praxispersonals zur Qualitätssicherung

1 Überprüfen Sie die folgenden Aussagen zum Qualitätsmanagement.
Kreuzen Sie die richtige Aussage an.

✗

- ☐ a) Das Qualitätsmanagement bezieht sich auf die Ablauforganisation. Es soll die bestmögliche Planung und Umsetzung der Praxisabläufe erreicht werden.
- ☐ b) Die im Rahmen der Aufbauorganisation geregelten Verantwortlichkeit des Praxispersonals zählen nicht mit zum Qualitätsmanagement.
- ☐ c) Das Qualitätsmanagement ist für niedergelassene Zahnärzte freiwillig. In Praxen mit Qualitätsmanagement kann sich der Patient auf eine sichere und gute zahnärztliche Versorgung verlassen.
- ☐ d) Qualitätsmanagement soll die Arbeitszufriedenheit der Praxisleitung und Praxismitarbeiter erhöhen.
- ☐ e) Das Qualitätsmanagement ist Aufgabe des Zahnarztes.
- ☐ f) Es wird entwickelt anhand von Praxiszielen, die der Zahnarzt vorgibt.

2 Prüfen Sie in den folgenden Fällen, um welche Art der Qualität es sich handelt:

- Strukturqualität (S),
- Prozessqualität (P),
- Ergebnisqualität (E).

Setzen Sie die entsprechenden Buchstaben in die Kästchen.

a) Zehra hat noch keine Routine bei den Hygienemaßnahmen. Heute soll sie erstmals ein Behandlungszimmer für den nächsten Patienten vorbereiten. Zuvor studiert sie noch einmal sorgfältig die Arbeitsanweisung „Vorbereitung des Behandlungszimmers“.	....
b) Der Zahnarzt nimmt an der Fortbildung „Faktoren für die Zahngesundheit und Folgen für die zahnärztliche Beratung“ teil.	....
c) Die Befragung der Patienten ergab für die Zahnarztpraxis ein sehr zufriedenstellendes Ergebnis.	....
d) Lina darf erstmals bei einer Prophylaxebehandlung mitwirken. Sie hatte zuvor an dem Kurs „Technik der professionellen Zahnreinigung“ teilgenommen.	....
e) Azra soll Instrumente für den Dampfsterilisator aufbereiten und dann einräumen. Sie nimmt die Checkliste „Aufbereitung von Instrumenten“ zu Hilfe.	....
f) Alle Behandlungszimmer werden mit neuen Behandlungseinheiten ausgestattet.	....
g) Dem Patient Christian Denker kann vier Wochen nach Einsetzung der Implantate die entsprechende Brücke eingefügt werden. Er ist mit der Behandlung sehr zufrieden.	....

3 Eine gute Praxisorganisation mit einheitlichen Praxisabläufen bringt einen erheblichen Nutzen für die Zahnarztpraxis.
Entscheiden Sie in den folgenden Fällen, ob ein Nutzen für

- den Zahnarzt (1),
- die Mitarbeiter (2),
- die Patienten (3)

vorliegt. Setzen Sie die entsprechende Ziffer ein.

a) Der Zahnarzt hat aufgrund einheitlicher und damit effektiver Praxisabläufe mehr Zeit für die Behandlung.	....
b) Klare Regelungen und Verantwortlichkeiten bei den delegierbaren Praxisabläufen führen zu Arbeitsentlastung und mehr Arbeitszufriedenheit.	....
c) Die Zahnarztpraxis kann sich problemlos einer externen Überprüfung des Qualitätsmanagements stellen. Alle Ziele, Grundelemente und Instrumente des Qualitätsmanagements sind dokumentiert.	....
d) Da für alle schwierigen Praxisabläufe Arbeitsanweisungen bzw. Checklisten vorliegen, ist die Urlaubs- und Krankheitsvertretung leicht zu organisieren.	....
e) Eine lückenlose Dokumentation der Behandlungsprozesse und der gute Informationsaustausch mit Kieferorthopäden und Kieferchirurgen führt zu einer guten Abstimmung aller Behandlungsmaßnahmen.	....

4 Praxisabläufe, die Mängel aufweisen, müssen verbessert werden. Hierzu dient die PDCA-Methode.

a) Erläutern Sie in den folgenden Zeilen die Bedeutung der Elemente P, D, C und A.

☐ Plan: ....

....

☐ Do: ....

....

☐ Check: ....

....

☐ Act: ....

....

b) In einer Terminpraxis ist der Zahnarzt mit dem Praxisablauf bei der Behandlung von Notfallpatienten unzufrieden. Zu Beginn der Sprechstunde sitzen sehr viele Notfallpatienten im Wartezimmer. Sie werden im Laufe des Vormittags dazwischengeschoben. Für die nach Termin bestellten Patienten ergeben sich erhebliche Verspätungen. Dies hat schon zu Beschwerden geführt. Geplant wird daher die Einführung einer Notfallsprechstunde. Nach der PDCA-Methode wurden folgende Aussagen zur Planung erstellt.

Ordnen Sie diese Aussagen den Phasen Plan, Do, Check, Act zu. Setzen Sie hierzu die Ziffern in die obigen Kästchen im Teil a) der Aufgabe ein.

- (1) Es wird eine Notfallsprechstunde vor der normalen Sprechstunde eingerichtet. Die Patienten werden hierüber informiert.
- (2) Die Notfallsprechstunde wird beibehalten, wenn das Ziel erreicht wurde. Suchen noch zu viele Notfallpatienten die normale Sprechstunde auf oder reicht die Zeit der Notfallsprechstunde für die Behandlung der Notfälle nicht aus, muss neu geplant werden.
- (3) Ziel ist es, möglichst viele Notfallpatienten außerhalb der normalen Sprechstunde in einer Notfallsprechstunde zu behandeln.
- (4) Es wird ermittelt, ob die überwiegende Zahl der Notfallpatienten die Notfallsprechstunde aufsucht, sodass der Terminplan in der normalen Sprechstunde eingehalten werden kann.

5 Prüfen Sie die folgenden Aussagen zu den Instrumenten des Qualitätsmanagements. Kreuzen Sie die zutreffenden Aussagen an.

✗

- ☐ a) Das Organigramm stellt die Ablauforganisation in grafischer Form dar. Es beschreibt Aufgaben, die personelle Zuständigkeit und damit die Verantwortung von Praxismitarbeiterinnen.
- ☐ b) Um einen Praxisablauf nachvollziehbar und übersichtlich darzustellen, verwendet man Flussdiagramme.
- ☐ c) Die Zahnärztekammern bieten den vertragszahnärztlichen Praxen umfassende Unterlagen für die Entwicklung eines Qualitätsmanagements. Hierzu gehören u. a. auch Hilfen zur Verbesserung und Dokumentation von Praxisabläufen mit QEP-Bausteinen.
- ☐ d) Wichtige und schwierige Praxisabläufe werden oft in Arbeitsanweisungen dokumentiert. In ihnen wird festgelegt, welche ZFA, welche Arbeitsschritte in welcher Reihenfolge unter Nutzung welcher Hilfsmittel ausführen muss.
- ☐ e) Checklisten sind eine Methode im Bereich der Aufbauorganisation. Sie dienen der Kontrolle, ob alle Hauptaufgaben der Praxis richtig erfasst wurden.
- ☐ f) Ziel von Checklisten ist es, eine vollständige und vergleichbare Ausführung von Praxisabläufen mit einem hohen Qualitätsstandard zu erreichen.
- ☐ g) Patientenbefragungen geben Rückmeldungen zur Zufriedenheit der Patienten und Anregungen für Verbesserungen. Sie werden von Zeit zu Zeit mit jeweils angepassten, neuen Fragen durchgeführt.

4 Personaleinsatzplanung

1 Prüfen Sie die folgenden Aussagen zur Personaleinsatzplanung.
Kreuzen Sie die zutreffende Aussage an.

✗

- ☐ a) Die Anzahl der Patienten schwankt zwar täglich, aber der Umfang der Behandlungen ist nahezu immer gleich. Dies erleichtert die Personaleinsatzplanung.
- ☐ b) Diese regelt, welche Mitarbeiter wann in welchem zeitlichen Umfang in der Zahnarztpraxis eingesetzt werden.
- ☐ c) Krankheits- und Urlaubstage können bei der Personaleinsatzplanung nicht ausreichend berücksichtigt werden. Sie treten zu überraschend ein.
- ☐ d) Persönliche Einschränkungen, wie kein früher Beginn, da noch ein Kind zur Kindertagesstätte gebracht werden muss, dürfen aus Rücksicht auf die anderen Mitarbeiter nicht berücksichtigt werden.
- ☐ e) Die Personaleinsatzplanung ist Sache des Zahnarztes oder der Erstkraft. Sie erstellen den Plan und informieren die Mitarbeiter.
- ☐ f) Die Personaleinsatzplanung erfolgt täglich. Zu Beginn ihres Dienstes erhalten die Praxismitarbeiter ihren Einsatzplan für den laufenden Tag.

2 Eine langfristige Erkrankung von Praxismitarbeitern führt zu dauerhafter Mehrarbeit bei den übrigen Angestellten.
Was sind geeignete Maßnahmen, um eine solche Situation zu vermeiden?

....

....

....

5 Störungen bei der Erfüllung des Behandlungsvertrags – Mahn- und Klageverfahren

1 Prüfen Sie die folgenden Aussagen zum außergerichtlichen Mahnverfahren.
Kreuzen Sie die richtige Aussage an.

✗

☐ a) Patienten, die bis zum angegebenen Zahlungstermin ihre Rechnung nicht bezahlt haben, erhalten eine Mahnung.

☐ b) Ist in der Rechnung kein Zahlungstermin angegeben, muss der Patient eine Mahnung vier Wochen nach dem Rechnungsdatum erhalten.

☐ c) Das außergerichtliche Mahnverfahren besteht immer aus einer ersten, zweiten und dritten Mahnung.

☐ d) Die dritte Mahnung wird immer per Nachnahme versandt, sodass der Patient verpflichtet ist, seine Schulden zu bezahlen.

☐ e) Niedergelassene Zahnärzte sind verpflichtet, die Schulden von Patienten über Inkasso-Unternehmen eintreiben zu lassen. Der laufende Praxisbetrieb soll nicht durch diese Verwaltungsarbeiten belastet werden.

2 Ergänzen Sie in dem folgenden Schema, wie der Schuldner auf die Zustellung eines Mahnbescheides reagieren kann und welche Folgen diese Reaktion hat.

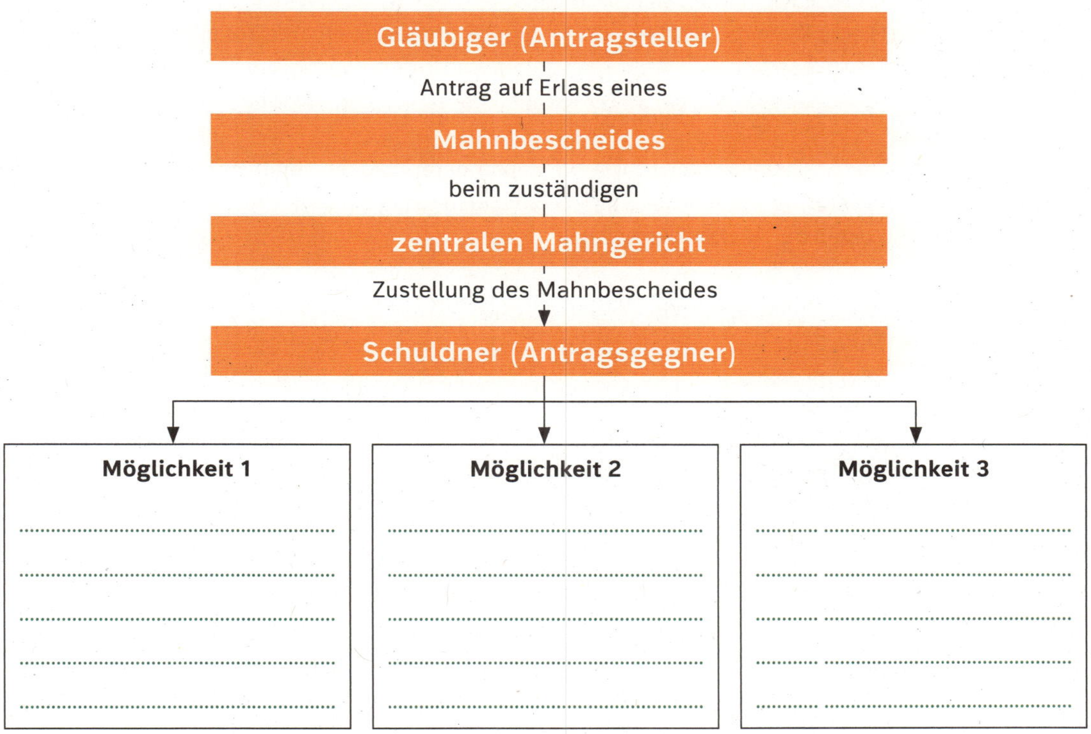
Gläubiger (Antragsteller)
Antrag auf Erlass eines
Mahnbescheides
beim zuständigen
zentralen Mahngericht
Zustellung des Mahnbescheides
Schuldner (Antragsgegner)
Möglichkeit 1
Möglichkeit 2
Möglichkeit 3

3 Wodurch unterscheidet sich ein Vollstreckungsbescheid von einem Mahnbescheid?

4 Tragen Sie in dem folgenden Schema ein, wie der Schuldner auf einen Vollstreckungsbescheid reagieren kann und welche Folgen die jeweilige Reaktion hat.

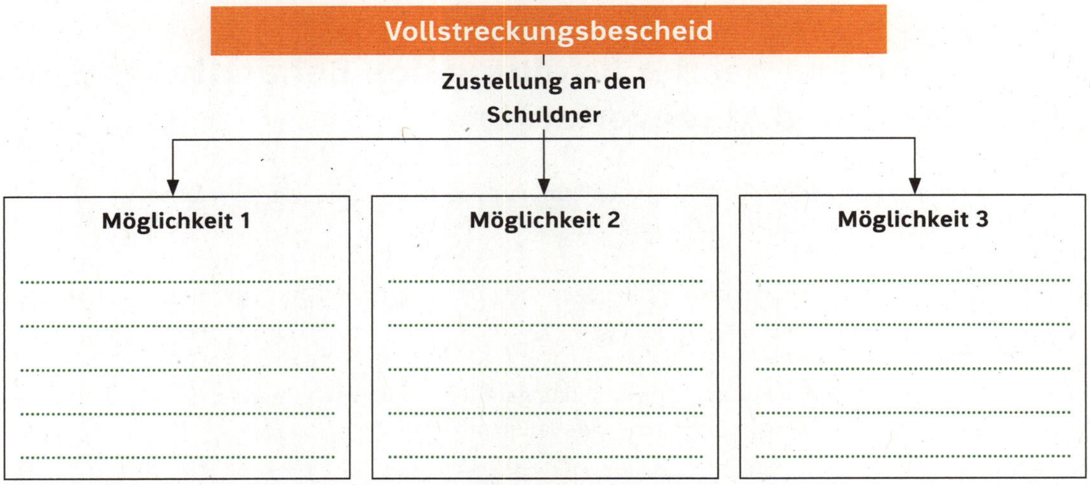

5 Lesen Sie die folgenden Aussagen zur Zwangsvollstreckung.
Kreuzen Sie die zutreffenden Aussagen an.

- ☐ a) Die Zwangsvollstreckung erfolgt automatisch, wenn der Gläubiger über einen vollstreckbaren Titel verfügt. Vollstreckbare Titel sind der Mahnbescheid, der Vollstreckungsbescheid oder ein Urteil, dass den Schuldner zur Zahlung verpflichtet.
- ☐ b) Bezieht der Schuldner ein regelmäßiges Einkommen, kann der pfändbare Teil davon zur Bezahlung der Schulden einbehalten werden.
- ☐ c) Wertvolles, bewegliches Vermögen wie Schmuck, wertvolle Teppiche usw. wird gepfändet. Hierzu klebt der Gerichtsvollzieher eine Pfandsiegelmarke auf all diese Gegenstände.
- ☐ d) Pfändbar sind hierbei alle wertvollen Vermögensgegenstände des Schuldners.
- ☐ e) Der Gerichtsvollzieher lässt die gepfändeten Sachen versteigern. Mit dem Erlös aus der Versteigerung werden zunächst die Schulden getilgt. Ist dann noch Geld übrig, werden davon die Kosten des Verfahrens bezahlt.
- ☐ f) Besitzt der Schuldner Immobilien, können diese zur Tilgung seiner Schulden verwertet werden.
- ☐ g) Sind durch die Zwangsvollstreckung alle Verfahrenskosten und die Schulden beglichen, ist das Verfahren abgeschlossen. Konnten nicht alle Schulden beglichen werden, muss der Schuldner vor Gericht eine eidesstattliche Versicherung abgeben. Er sagt unter Eid aus, dass er kein Vermögen mehr besitzt.

6 Verjährung von Forderungen

1 Überprüfen Sie die folgenden Aussagen zur Verjährung von Forderungen. Berichtigen Sie die Aussagen, wenn diese falsch sind.

	richtig	falsch
a) Die Honoraransprüche des Zahnarztes verjähren nach drei Jahren. Die Verjährung beginnt mit dem Datum, das in der Rechnung steht.	☐	☐

richtige Antwort: ....

....

	richtig	falsch
b) Ein Zahnarzt hat einem Patienten einen Vollstreckungsbescheid zugestellt. Da der Patient immer noch nicht zahlt, beantragt der Zahnarzt bei Gericht die Zwangsvollstreckung. Durch diese Maßnahme beginnt die dreijährige Verjährungsfrist von Neuem.	☐	☐

richtige Antwort: ....

....

	richtig	falsch
c) Ein Patient hat aufgrund der Mahnung durch den Rechtsanwalt seines Zahnarztes seine Liquidation und alle Verfahrenskosten bezahlt. Im Nachhinein stellt er fest, die Forderung war bereits verjährt. Ihm steht die Rückzahlung des überwiesenen Betrags zu.	☐	☐

richtige Antwort: ....

....

	richtig	falsch
d) Ein Patient schuldet dem Zahnarzt das Honorar. Der Zahnarzt verzichtet zunächst darauf, die Schuld einzufordern. Etwas mehr als zwei Jahre nach der Zustellung der Rechnung erfährt der Zahnarzt, dass der Patient über erhebliches Vermögen verfügt. Nun möchte der Zahnarzt einen Mahnbescheid beantragen. Ein Bekannter rät ihm davon ab, da die Forderung ohnehin bis zum Ende des Verfahrens verjährt sei.	☐	☐

richtige Antwort: ....

....

....

2 Was ist der Unterschied zwischen der Unterbrechung und der Hemmung einer Verjährung?

....

....

....

7 Arbeitszeugnis und Arbeitsvertrag – Abschluss der Ausbildung und Beginn der beruflichen Tätigkeit

7.1 Arbeitszeugnis

1 Sarah hat zum Abschluss der Ausbildung ein qualifiziertes Zeugnis von Dr. Heine erhalten. Worin unterscheiden sich ein einfaches und ein qualifiziertes Zeugnis?

Einfaches Zeugnis: ....

Qualifiziertes Zeugnis: ....

2 In der folgenden Aufzählung zu den Punkten, die ein qualifiziertes Zeugnis enthält, haben sich Fehler eingeschlichen. Beantworten Sie hierzu die unten stehenden Fragen.

(1) Personaldaten – Name, Vorname, Geburtsdatum usw.

(2) Schulische Ausbildung mit Abschlüssen

(3) Bezeichnung der Tätigkeit und deren Dauer

(4) Beschreibung der Aufgaben, die während der Tätigkeit wahrgenommen wurden

(5) Bewertung der Leistung und des Verhaltens

a) Welcher Punkt gehört nicht in ein qualifiziertes Zeugnis?

....

b) Welcher Punkt fehlt in der Aufzählung?

....

c) In welches wichtiges Dokument gehört der unter a) genannte Punkt?

....

3 Prüfen Sie die folgenden Aussagen zum Arbeitszeugnis.
Kreuzen Sie die richtigen Aussagen an.

✗

☐ a) Zum Ende einer längeren Tätigkeit, z. B. Berufsausbildung zur ZFA, ist dem Arbeitnehmer immer ein qualifiziertes Zeugnis auszustellen.

☐ b) Im Arbeitszeugnis dürfen Angaben zu arbeitsbezogenen Tatsachen, zum äußeren Erscheinungsbild, wenn dies im Beruf wichtig ist, und zu charakterlichen Eigenschaften wie Höflichkeit und Freundlichkeit gemacht werden.

☐ c) Aussagen, die negativ gewertet werden können, dürfen niemals in einem Arbeitszeugnis stehen.

☐ d) Ein Arbeitszeugnis darf die zukünftigen Chancen des Arbeitnehmers auf eine neue Arbeitsstelle nicht unverhältnismäßig beeinträchtigen. Daher sollte der Arbeitgeber das Zeugnis wohlwollend abfassen.

☐ e) Trotzdem sind verschlüsselte Formulierungen erlaubt, die den Arbeitnehmer charakterisieren. Aus dem eigentlichen Wortlaut des Zeugnisses könnte diese Charakterbeschreibung nicht entnommen werden.

☐ f) Fühlt sich ein Arbeitnehmer unzutreffend und ungerecht beurteilt, muss er zur Not auf die Erteilung eines korrekten Zeugnisses klagen.

7.2 Arbeitsvertrag

1 Im Folgenden sind die Pflichten, die die Vertragsparteien bei einem Arbeitsvertrag übernehmen aufgeführt.
Ordnen Sie diese Pflichten dem Zahnarzt (Arbeitgeber = 1) bzw. der ZFA (Arbeitnehmer = 2) zu. Tragen Sie hierzu die entsprechende Ziffer in die Kästchen.

a) Pflicht zur Sauberkeit und Hygiene ☐
b) Sorgfalts- und Haftpflicht ☐
c) Fürsorgepflicht ☐
d) Dienstleistungspflicht ☐
e) Vergütungspflicht ☐
f) Zeugnispflicht ☐
g) Schweigepflicht ☐

2 Einige der folgenden Aussagen zum Arbeitsvertrag sind fehlerhaft.
Kreuzen Sie die **falschen** Aussagen an.

✗

☐ a) Endet ein Arbeitsvertrag vereinbarungsgemäß nach Ablauf einer bestimmten Zeit, handelt es sich um einen befristeten Arbeitsvertrag.

☐ b) Normalerweise werden Arbeitsverhältnisse auf unbestimmte Zeit geschlossen und enden durch Kündigung oder durch einen Aufhebungsvertrag.

☐ c) Der Grundsatz der Vertragsfreiheit gilt auch für Arbeitsverträge uneingeschränkt. Arbeitnehmer und Arbeitgeber können den Inhalt des Arbeitsvertrags frei vereinbaren.

☐ d) Nach dem Nachweisgesetz hat jeder Arbeitnehmer Anspruch auf einen schriftlichen Arbeitsvertrag.

☐ e) Arbeitsverträge sind sowohl vom Arbeitnehmer als auch vom Arbeitgeber zu unterschreiben. Ein Exemplar erhält der Arbeitnehmer.

☐ f) Bei einem befristeten Arbeitsvertrag ist die geplante Dauer der Beschäftigung im schriftlichen Arbeitsvertrag einzutragen.

3 In den Standardarbeitsverträgen der Zahnärztekammern findet sich folgende Regelung:
„Soweit in diesem Arbeitsvertrag Regelungen nicht enthalten sind, gelten die Bestimmungen der tariflichen Abschlüsse in der jeweils gültigen Fassung, die von der ‚Arbeitsgemeinschaft zur Regelung der Arbeitsbedingungen der Zahnmedizinischen Fachangestellten' mit Berufsverbänden und Gewerkschaften vereinbart worden sind.

a) Welche Tarifverträge wurden und werden zwischen den beiden oben genannten Tarifvertragsparteien ausgehandelt?

(1) ....

(2) ....

(3) ....

b) Was wird in diesen Verträgen geregelt?

(1) ....

....

(2) ....

....

(3) ....

....

8 Die Bewerbung – ein neuer Berufsabschnitt

1 Ein Wechsel der Arbeitsstelle beginnt meist mit einer Bewerbung, oft auch aufgrund einer Stellenanzeige.
Prüfen Sie die folgenden Aussagen zur Bewerbung. Kreuzen Sie die richtigen Aussagen an.

✗

- ☐ a) Stellenanzeigen findet man z.B. in Zeitungen, bei der Agentur für Arbeit oder im Internet.
- ☐ b) Die Kassenzahnärzte melden freie Stellen der Kassenzahnärztlichen Vereinigung. Auf der Internetseite der KZV findet man dann die angebotenen Stellen.
- ☐ c) Neben der Bewerbung auf eine Stellenanzeige sind auch Initiativbewerbungen ratsam. Hierbei meldet die ZFA der Zahnärztekammer, dass sie eine neue Stelle sucht.
- ☐ d) Grundlage für eine erfolgreiche Bewerbung ist eine Bewerbungsmappe. Sie beinhaltet ein Anschreiben mit der Bewerbung, einen Lebenslauf und eine Bestätigung des Finanzamtes zur Steuerklasse.
- ☐ e) Zeugnisse sind ein wichtiger Bestandteil einer Bewerbungsmappe. Sie sind als Kopie mit amtlicher Beglaubigung der Bewerbung beizufügen.
- ☐ f) Eine Bewerbung beinhaltet üblicherweise ein Deckblatt, meist mit einem Foto und der Anschrift, ein Bewerbungsschreiben, einen Lebenslauf und Fotokopien der für die Bewerbung wichtigen Zeugnisse.

2 Erhält man aufgrund einer Bewerbung eine Einladung zu einem Vorstellungsgespräch, sollte man sich umfassend vorbereiten.
Welche Punkte sollte man für eine erfolgreiche Gestaltung des Vorstellungsgesprächs berücksichtigen?

(1) ....

....

(2) ....

....

(3) ....

....

Bildquellenverzeichnis

BC GmbH Verlags- und Medien-, Forschungs- und Beratungsgesellschaft, Ingelheim: 25.1, 25.2, 25.3, 25.4, 25.5, 25.6.
fotolia.com, New York: contrastwerkstatt 60.1; Jann 72.3; selensergen 82.1.
Picture-Alliance GmbH, Frankfurt a.M.: DB Krause & Johansen 76.1; dpa-infografik 92.1.
stock.adobe.com, Dublin: Albers, Joachim B. 72.4; Biedermann, Robert 69.1; fotofabrika Titel, Titel; Mishchenko, Mikhail 72.2; salomonus_ 72.1.